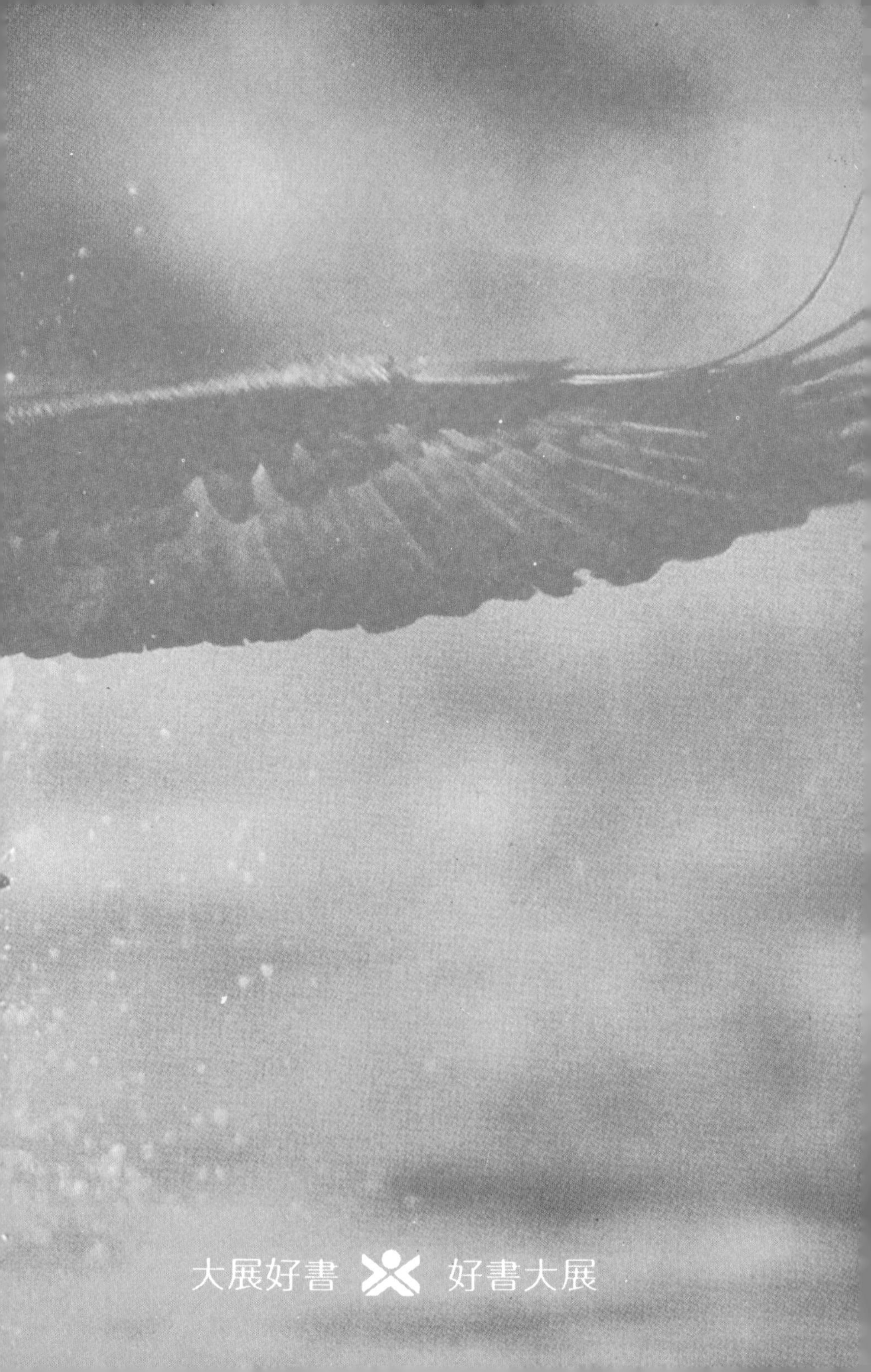
大展好書 好書大展

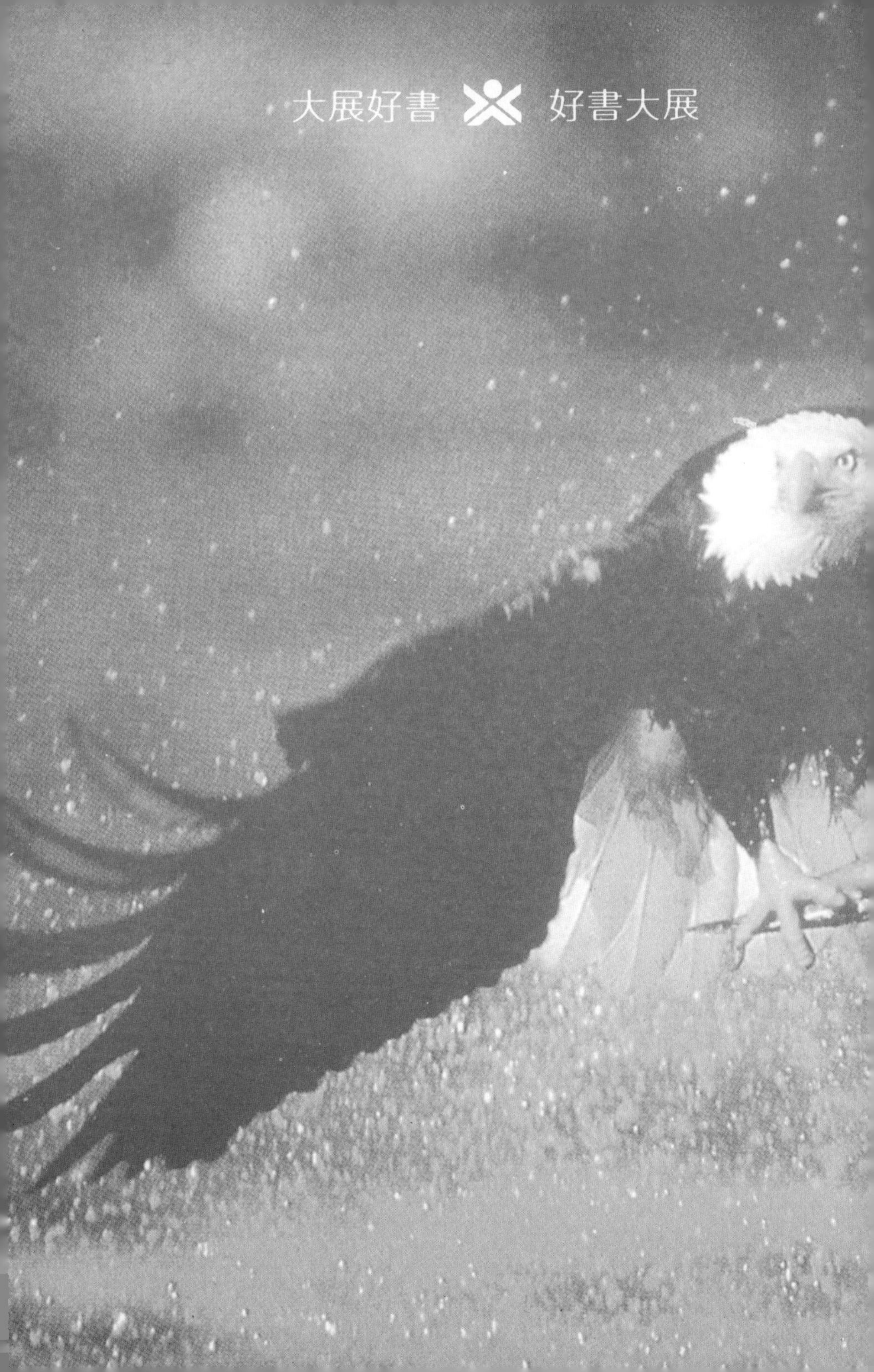
大展好書 好書大展

養生保健 23

朱砂掌健身養生功

楊 永／著

大展出版社有限公司

目　錄

第三章　「朱砂掌健身養生功」之功理

第四章「朱砂掌健身養生功」功法

蒲淳序

中華武學、氣功源遠流長，在人類文化寶庫中留下了精彩篇章。繼承和弘揚中國的優秀文化，是建設社會主義精神文明的重要組成部分，也是使中國走向世界的一座橋樑。

中國傳統武學博大精深，是中華民族智慧與勇敢的結晶。在上下五千年的歷史長河中，文治武功，社會變遷無不有武學的作用，但它也被蒙上了許多封建的和迷信的塵垢，一般人難以窺其奧妙。在「文革」中，傳統武學和氣功亦慘遭摧殘，被貼上「封資修」標籤而打入冷宮。縱觀歷史，可以說中華武學、氣功和中華民族一樣，經歷了無數的磨難和挫折，在神州大地上代代相傳，頑強地生存了下來。

這也說明武學、氣功成為中國文化不可分割的一部分。

改革開放以來，中國在建設社會主義現代化的道路上邁出了巨大的步伐，人民群衆的物質和文化生活不斷改善，武學、氣功作為健身養生的瑰寶也在民族文化的復興中重放異彩，成為世界了解中國的一個窗口，並在經濟建設中發揮了「文化搭台，經濟唱戲」的作用。

中華武術和氣功所包含的那種頑強進取、奮發向上的精神，正是我們中華民族精神的體現，弘揚這種精神對於振興中華、提高全民族的素質有著極為重要的意義。

然而，在商品經濟的大潮中，出於牟利的動機，一些見利忘義者打著武學、氣功的旗號，以售其私，使得不少久已絕跡的江湖騙術披著「科學」外衣出現在社會上，蠱惑民衆，愚弄百姓，騙人錢財，對社會特別是對青少年造成了不小的污染，而且嚴重損害了中華民族文化的形象，在國內外造成不良影響。

這些人利用群衆在生活富裕後希望健康長壽的普遍心理，用迷信的說教和江湖騙術，故弄玄虛，誘導群衆相信他們的種種神奇「功力」，趁機騙取錢財，有的甚至帶有濃厚的宗教色彩，對社會的安定團結造成不良影響。社會上的正直明智人士對此深感憂慮，希望武學、氣功界的真才實學者能出來撥亂反正，驅假「打鬼」。

楊永老師出生於文人和武學世家，少年時代又得到數位武學名家的悉心傳教，加之天資稟賦良好和勤學苦練，早已深得傳統武學、傳統氣功之精要。青年時代投身革命，戎馬倥傯，在人民軍隊大熔爐的鍛鍊中，功與德不斷精進。解放後，曾在某軍校掌教鞭，授業解惑之餘，對心愛之武學、氣功亦苦研不輟。

解甲後，出任湖北省武術隊領隊兼教練，言傳身教，帶出了一支技術與作風都過硬的省級武術隊。

他曾擔任湖北省武術挖掘整理組組長，為搶救傳統武學、氣功瑰寶櫛風沐雨，足跡踏遍了荊楚大地的山山水水，為繼承和弘揚傳統文化作出了卓越的貢獻，受到了國家的表彰。

一九八〇年他還與友人共同倡導成立了「湖北省暨武漢市氣功學會」，曾任副理事長、代理理事長等職，他還出任過中國民間中醫醫藥開發協會傳統氣功研究中心主任。

在人生的道路上，楊永老師始終懷著一顆不斷進取的心，不管遇到什麽困難和挫折，他對武學、氣功的熱愛不減絲毫，以實事求是、追求真理的科學態度去研究、探索、挖掘、整理。為了廣泛汲取中華文化寶庫中的精華，他刻苦鑽研過藏文、古文字學和古漢語等，並且已有相當造詣。更為可貴的是，他始終以辨證唯物主義的觀點與方法來研究武學和氣功理論，指導武學和氣功實踐，走出了一條康莊大道。

「朱砂掌」是楊永老師的家傳絕學，在他幾十年的實踐與探索中，融匯了醫、道、儒、釋等諸家理論的精髓，進一步發展和昇華了「朱砂掌」這一傳統內家功，使其功理更加科學完善，逐步形成了一套完整的增智開慧、健身美容、養身祛病、益壽延年的實用功法，即「朱砂掌健身養生功」，從意、氣、精、形、神、力的鍛鍊而達到身心健康的目的。

他認為意念訓練是對人的高級神經活動的鍛鍊，使意念能轉化為有序的機體能力，這就是「恬淡虛無，真氣從之，精神內守，病安從來」的原理所在；他認為氣的鍛鍊是強化後天之氣對先天之氣的補養，通過攝入大自然之氣滌淨血液、消化穀水、培植精力，這也是「世間沒有仙與神，積精累氣以為真」的道理所在；他認為形的鍛鍊是使肌肉、關節、經絡、細胞活動靈活，促進新陳代謝正常有序，這也是「天行健，君子以自強不息」的真義所在。

在「朱砂掌健身養生功」的全套功理功法中，始終貫穿著辨證唯物主義的科學觀點，沒有一點玄虛的東西。只要刻苦去練用心去學，都能見成效。

楊永教師認為，德是練功者的靈魂，是一個人能否練好功的關鍵。一個品德惡劣的人是練不成此功的。他強調人要與自然、社會和諧相處，多做好事，不怕吃虧，「仰不愧於天，俯不怍於人」。這種功德觀，使其功與德漸臻佳境。

他對時下社會上有些所謂「氣功師」愚弄群衆的行徑深表反感，指出這些江湖騙術若繼續大行其道，將有誤國害民之虞。因此，他決心將自己心血結晶的「朱砂掌健身養生功」獻諸於世，希望能起到正本清源的作用，使廣大群衆能真正了解武學、氣功的本質，科學地掌握一套實用的功法。

為提高國人的身心健康素質盡綿薄之力。這種報國利民之心實堪敬仰！

「朱砂掌健身養生功」付梓是我國武學、氣功的一件幸事。這種科學、嚴謹的武學、氣功著作，應在社會上廣泛傳播，對於破除迷信、倡導科學、文明、健康的武學、氣功大有裨益。希望武術氣功界中有真才實學的仁人志士能仿效之，為弘揚我國優秀的傳統文化貢獻出自己的聰明才智，讓武學、氣功能以科學、文明、健康和富強文明的中國一道走向世界，走向二十一世紀。

寫於北京

陶秉福序

「朱砂掌健身養生功」為楊永所傳。據傳朱砂掌功源於元代，但多係口傳心授，單線相傳。楊永祖孫四代演練「朱砂掌」。其曾祖乃清廷御醫，精於此功。楊永幼年從父學功。過去，此功「秘而不宣」，給朱砂掌功法蒙上了一層神秘的色彩。解放後，最早介紹朱砂掌功的，便是原湖北省暨武漢市氣功學會副理事長楊永先生。一九八一年他以「武術掌功與氣」為題，首次披露了這種功法，後來又在《氣功與科學》、《氣功三百問》、《青少年氣功導引》等書刊上相繼介紹了朱砂掌的第一部功法。一九八六年國家體委召開「健身養生史座談會」上，楊永先生給中央顧問委員會表演了此功的「虎部」、「龍部」、「龍虎部」三部功法共十五個式子，我都在場。

此次出版的《朱砂掌健身養生功》是將這部功法及多年搜集的武當民間傳統功法一併整理發表，使這套功法更加全面、系統、完整，對青少年、中年、老年人都適合，只是重點有所不同而已。

解放前，上海中西書局曾發行過《一指禪，紅砂手真傳合刊》一書，書中介紹的紅砂手和楊永先生的朱砂掌不是同一種功法。

武術與氣功有密切的關係，二者難以分開。習武者常說：「內練一口氣，外練筋骨皮」。練功時要全神貫注，內家拳更講求意識集中，氣沈丹田，強調「以意用氣，以氣發力」，稱之為「內三合」。

我僅在本序文中向讀者提出三點建議：

一、在習練「朱砂掌健身養生功」時，不要滿足於式子的掌握。特別是「強筋健髓」一部，主要是運用內炁貫達雙手、雙腳，並使周身氣血周流，經絡通暢，提高內臟的功能，以收強身健體、益壽延年之效。所以習練此功的人，千萬不要僅以掌握各式的動作為滿足，而要在掌握式子這個外形的基礎上，逐步體驗各個式子的內涵。只有這樣才能使內炁充盈，周流全身氣脈，保持經絡暢通，達到祛病強身，延年益壽的目的。

二、不同的人可以從中選擇幾個式子進行習練。

全套功法共分五部三十八法，或稱三十八個式子，內容是很豐富的。對每個人來說，能系統地習練，固然很好，但在當今快節奏的生活環境中，若能根據不同的年齡段、不同的工作特點，從中選練最適合自己的幾個基本式子更妥當。只要持之以恆，必能收到意想不到的效果。練功人切忌求全不求精，全面而不精，收效甚微。

回憶我在少年時（一九四三年），曾拜過一位老師，在一年中只授了我一個式子，還告訴我，有一年輕人只練了此一式，就治好了嚴重的「遺精症」。當時我由於年幼，對此缺乏悟性，只能知其然，而不能知其所以然。可貴的是，楊永先生在介紹了這一功法的同時，還講述了功法設計的原理，使有心人不僅知其然，而且能夠知其所以然。

三、要反覆閱讀，反覆實踐，不斷地提高。

一種好的功法書，大都是幾代人練功經驗的總結。因此要把它很好地繼承下來，絕不是一朝一夕所能做到的，習練者必須防止「淺嘗輒止」的毛病，要結合練功實踐反覆閱讀書本，不斷提高對功法的認識與理解，所謂「瓜熟蒂落」、「水到渠成」、「功到自然成」就是這個意思。只有達到這種意境，功法才算真的掌握了，並能有所發展、有所創新。習古而不拘泥於古，才是一位善於學習武術和傳統氣功的人。

寫於北京師範大學

李永昌序

楊永先生是我的好友，我對他的一些大作總是先睹爲快。這次《朱砂掌健身養生功》成書，楊永先生約為其作序，我自然樂意為之。

我們知道，「朱砂掌」確係武術內家傳統功夫。而今，楊永先生發揚傳統，繼承家學並廣採博收，熔為一爐，整理成書，貢獻於世，實為難能可貴。

楊永先生早年求學於南開大學，專攻甲骨金文專業，後從軍南下長期任教。轉業地方後，曾歷任湖北省武術隊領隊兼教練、中國武術協會委員、中國武學學會委員、中國民間中醫藥協會氣功研究中心主任等職。

其「朱砂掌」、「錦八手」曾多次在全國武術大會上表演，還多次參加功夫片的拍攝活動，可以說在武術界、氣功界、民間中醫界以及電影界都有著廣泛影響。可想而知，由這麼一位文武功底雄厚，又廣泛接觸社會且知識經驗豐富的人傾其家傳所學，著書獻技，書如其人，樸實無華，實為難得之事。特此作序，略表敬意！

寫於北京

前言

我的學名叫楊維中。於一九二六年生於北京市房山區楊駙馬莊村。祖輩係清鑲黃旗。曾祖父是清宮廷御醫，善「朱砂掌功」，身體矯健，醫病如神。晚年隱退鄉里，在楊駙馬莊村懸壺濟世，開設「益壯堂」，寓老當益壯之意。求醫者絡繹不絕。有錢人家多用轎來接，曾祖父常讓轎夫先回，自己步行前往，因其步行神速，故有「旋風楊」的稱號。

父楊徑三從曾祖練功，並向河北省河間府郭姓拳師習練少林拳。我自六歲起隨父楊徑三練「朱砂掌功」，並從郭師爺習練少林拳，如「小神拳」、「二虎拳」、刀、棍等，還同二弟楊維和一起練習對棍。及長、上高小時又從鄰里紐先生學過以符錄、咒語、掐訣等形式，而行發氣、治病之術。在北京教會學校「盛新小學」（現西什庫小學）讀書時，學習過「道理」問答、「聖經」知識。

在輔仁大學附中讀初中時，因離家路遠，中午不能回家吃飯，午休時，常習練「靜坐法」。在北京市立第四中學讀高中時，曾向我國著名書法家丁文雋（著有《書法精論》、《書法通論》）學習書法多年。丁師是佛教居士，因而得涉佛經教義。他饋贈我的一副篆書楹聯，就寫著「滯相雲煙是障，悟徹真理莫非空」（在「文革」中被毀）。

一九四一年與二弟維和同拜北京武林高師趙鐵錚門下，學練「錦八手」拳術，長年不輟。這時還結識了當時在北京以表演開石頭為生的「二愣子」及其他江湖義士，得窺一些表演技藝、方法和訣竅，後來在天津南開大學讀書時，演出「放下你的鞭子」一劇時，就曾表演了「錦八手拳術」及單掌劈石。

在南開大學就讀中文系時，研習過儒家、道家著作，曾跟隨楊潛齋教授專攻甲骨金文，閱讀過不少古代社會的歷史資料和文獻。一九四六年由於聽了黃明信先生（一九三八年西南聯大歷史系畢業後，在西藏喇嘛廟當了十年喇嘛，現在北京圖書館工作）關於西藏情況的介紹，引起對研究西藏的興趣，遂跟隨韓鏡清老師學習藏文，閱讀了一些有關西藏的資料及禪、密功法。

一九四八年參加工作後，一直從事政治理論教學工作，一九七五年湖北省體委籌建武術隊，擔任首任領隊兼教授。

一九八〇年全國武術協會恢復成立後，擔任全國武協委員及學術委員會委員、榮譽國家武術裁判。同年，湖北省武術協會成立，任協會副主席兼秘書長，爲開展群衆性武術工作，團結武術工作者、武術愛好者做了一些工作，得以廣泛結交了武術界、氣功界的名家、學者和能人。這一年還和友人倡導成立了湖北省暨武漢市氣功學會，歷任理事、副秘書長、副理事長、代理理事長等，為推廣普及氣功貢獻了一定力量。

一九八一年應該學會內部刊物《氣功理論與實踐》之約，寫了《武術掌功與氣》一文，簡略地介紹了「朱砂掌」和「鐵砂掌功」法，其中「朱砂掌」功法只公佈了初練的五個式子，這樣使「朱砂掌」功法開始以文字形式公諸於世。

此功法一經傳出，就受到行家的稱許，氣功愛好者尤為歡迎，紛紛來信要求辦輔導班，請教功法。此時，亦有人看到此功法的優點，改動一下名稱，換了作者，在一些刊物上登載，實有沽名釣譽之嫌。然而由於不真懂此功，在抄襲介紹時漏洞百出，貽笑大方。為了糾正謬誤，明辨真偽，我於一九八六年在國家體委舉辦的「全國健身養生史座談會」上表演了「虎部」、「龍部」築基圖及「龍虎部」等十五個式子，一九八八年又在專業雜誌上作了進一步介紹。

不久，為了滿足廣大氣功愛好者學功的需求，與《武術健身》雜誌合作，舉辦了全國函授班，繼之在全國辦過多期面授班。其後，又在雜誌和函授教材上發表了不少輔助功法，這些輔助功法也是我每天必練的功法，其中不少是我在負責湖北省武術挖整工作十年中，學習挖整出的武當派優秀功法，堪稱健身養生之精品。

一九八九年擔任中國民間中醫醫藥研究開發協會傳統氣功研究中心主任後，又進一步廣開眼界，增長學識。近些年來走遍全國各地，更拓展了知識領域，和一批有真材實學之士探討學術，談論觀點，切磋功法，交流心得，形成了自己的一套健身養生的系統工程。

「朱砂掌功」確是中國的優秀傳統功法，所以一些有真知灼見者在編輯氣功書籍時多節錄了此功法，如吉林省出版的《中華長壽養生大典》、《中國氣功功法精選》、《青少年氣功導引》、《氣功療法集錦》、《氣功學》、《氣功三百問》等。

經我多年的教功實踐和數十年的練功體會，將《朱砂掌功》及輔助功法做了次序調整，充實深化，定名爲「朱砂掌健身養生功」。

近年來在各地教功時，學功者皆稱讚之，均感到受益良多，收效既快又大。為了弘揚功法，造福於人，今特整理成書，付梓出版，以廣傳於世，留佈後代。

楊　永

第一章 「朱砂掌健身養生功」簡介

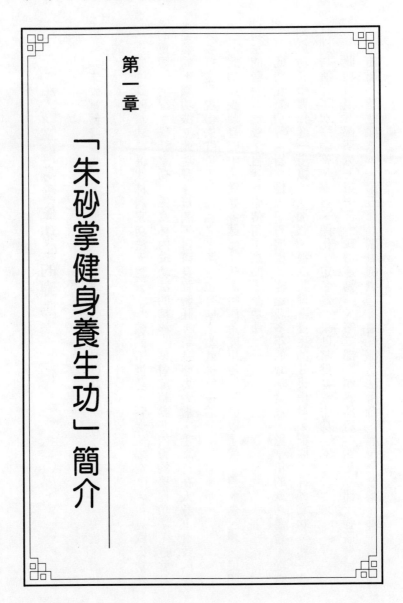

一、「朱砂掌健身養生功」的淵源

「朱砂掌健身養生功」是把原「硃砂掌功」及其輔助功法，作了次序調整、充實、深化而成。

原「硃砂掌功」係武林內家功法。諺云：「練武不練功，到老一場空」，可見武術功法的重要。何況「硃砂掌功」係武林內家功法的精粹，是習練整勁、內力的捷徑功法，是強身健體的上乘功法。此功習練日久，自可身強體壯，暗勁整力大增，手掌打在人身上會致內傷，被打處呈現出朱紅色手印而名之，所以也有稱之為武林絕技的。

此功在長期發展中，從強身健體、防病治病角度出發，又吸收了醫、道、儒、釋、民間功法的營養，形成了自我曾祖傳留下來的一套功法。

此功在氣功界獨樹一幟，享有盛譽。經過我多年的教功實踐，數十年的練功體會，從有利於功者學習和進一步擴大、加強、提高其健身養生的效果出發，把原「硃砂掌功」和一些輔助功法作了次序調整、充實、深化，定名為「朱砂掌健身養生功」。

此功分為五個部分。第一部「珠璣運轉」、第二部「潤臟澤腑」、第三部「強筋健髓」、第四部「煉意採氣」、第五部「調氣御氣」。這五部功法是意、氣、形、精、神、力全面鍛鍊，雖各有側重，但相互聯繫、相互滲透、相輔相成。可連起來練，也可以單練，甚至每個動作也可以有針對性的多練。其中「強筋健髓」一部是精髓，是核心的功法，是關鍵性的功法，是能使你受益最多，最深邃、最全面的功法，是每天必練的功法。

二、「朱砂掌健身養生功」的練功目的

現在國內外練功者甚衆，形成一股熱潮。但是，學功是為了什麼？什麼是練功的目的？這一點如果不明確，會造成一系列問題。這是練功的首要問題，對於許多練功者來說，尚未得到很好解決。

那麼，學功的正確途徑，練功的正確目的應當是什麼呢？我認為，應是「增慧開智，強身健體，防病治病，延年益壽」。

南北朝道人陶弘景說過：「夫禀氣含靈，唯人最貴，人所貴者，莫貴於生。」可以說，世界上最寶貴的是人，人最寶貴的是身體，只有身體好才能頭腦敏銳、精力充沛地學習和工作，為人類和社會多做貢獻；只有身體好才可免受病魔糾纏，得以舒適、愉快、健康、幸福地生活；只有身體好才能延年益壽，人到晚年才能有充沛的精力將一生的學識，經驗積累奉獻出來，為社會的建設和發展添磚加瓦。我們的祖先很早就注意到這一點。《莊子·刻意篇

》中講：「吹呴呼吸，吐故納新，熊經鳥申，為壽而已矣！」

然而，視當今學功者，卻未必人人都是這樣來認識這個問題，不少人是懷有其他想法和目的來學習的。僅從我所了解到的，起碼有以下幾種情況：

有的人學功，實在是步入荒誕，他們追求的目標，是希望最終「功成正果，得道成仙」。其實漢朝王充在《論衡》中早已講過：「物無不死，人安成仙？」明代有「醫聖」之稱的萬密齋，在《養生四要》中講：「自古至今無神仙。」他還說：「方士惑人，自古有之，如秦始皇遣人入瀛，求不死之葯；漢武帝則刻意求仙，至以愛女妻之，此可謂顛倒至極，末年乃悔悟曰：「天下豈有仙人，唯節食服葯，差可少病而已，此論甚確。」

有的人學功，認為學功後可以產生特異功能，不同凡響。我這裡不想探討到底有無特異功能，但就我多年的調查了解，在這方面的偽科學假功能實在讓人吃驚。比如有的人說自己能透視治病，其實多是望診、猜測、氣息感應而已；有人誇口自己可使導彈偏離航向，豈不貽笑大方，果真有此等本事，遣之角逐各種競技均可穩操勝券，但誰人見來；中國足球屢屢受挫，球迷焦心，於是有人發話，他的功力極強，如對手欲射我方球門，他一發功球便偏離而去，我方欲射對方之球門時，即或射之不準，他一發功，球一改方向就闖入龍門。

姑且不論此法是否有悖體育道德，如若真有此上等妙方，中國隊恐怕早該把世界杯捧回來了；有的人把一些其實是魔術或帶托兒以障耳目的手法也吹噓成特異功能，種類可謂繁多。我要強調一點：退一步講，即或追求到一星半點所謂「特異功能」而要付出身體上質的代價，這樣是否有點得不償失呢？

據了解，許多苦苦追求「特異功能」的人，均身體狀況不佳，十分虛弱，有的還吐血，一動就累，得病是常事，又得回過頭來鍛鍊身體。不少人雖苦苦追求，未曾領略到功能與常人有異之處，反而出現精神障礙疾患，這就是平時講的「練功出偏」，矯治起來頗費周折。

練功之人中不懂醫學原理，缺乏科學常識者不少，極易相信稍有常識便不可信的事情，竟然把練功不慎時出現的幻覺、幻視、幻聽當作真實的東西。有的人把編造出來的東西捧上了天，如說什麼「能通宇宙語」，能接收到外星的信息等等，這些完全是荒誕無稽之談。

十多年前有位女士吹噓能通宇宙語，把氣功界鬧得沸沸揚揚，黑雲滾滾。

黑龍江氣功科學研究會一位秘書長對我說：「我和她一屋子裡住了四十多天，沒發現她有什麼與衆不同，後來我問她：「你的宇宙語是真的嗎？」她說：「就那麼回事吧！」前幾年又有人吹噓能與外星人對話，說得天花亂墜，什麼「二〇〇〇年是世界災難年，只有學我的功法才能得救」云云。過去中國人迷信玉皇大帝、釋迦牟尼，國外供奉耶穌、穆罕默德，把它們當作救世主而頂禮膜拜，而今它們又要讓位於新冒出的會和宇宙人通話的「救世主」，豈不是有欺師滅祖之嫌，準要倒霉。

所以，有些東西是不可輕信的，更不要去盲目追求，以免誤人子弟，更易貽害於己。

有的人對「辟穀」很感興趣。若果真能辟穀而照常身強體壯、精力充沛，那當然是大好事。練了此功可以不吃飯，我們的農民就可以不必種莊稼，去做點別的什麼不好，我們的外匯也可大大節約，去進口點別的什麼不好。然而這也是不可能的，「民以食為天」依然是一條千古不變的法則。

別的且不論，僅從氣的角度來看，先天之氣須靠後天之氣以營養之，後天之氣就是水穀之氣，不吃飯營養就跟不上，就會降低人體免疫功能，就容易積疾，就會出問題。

有的人只認靜功，不注意動功，這也是不妥當的。靜功確有其功效和收益，但是機器不動要生銹，水不流動要發腐。人如果只練靜功，終日靜坐會使關節遲滯，運轉不靈，肌肉萎縮，身體素質下降，相傳當年達摩面壁九年，也不是靜坐，他還創練了「易筋經」呢！

部分教功和練功之人居心不正，目的不良，練功只為了賺錢。在當今市場經濟條件下，正當地收取費用本也無可厚非，但不能亂來，一定要把功法學好練好後再去教人。問題在於有的人學了沒幾天，便去教別人，收費不低，實際自己所知有限，名不副實。

有的人多少懂了一點功法，便膽大包天，任意胡亂編造功法，到處吹噓，目的還是撈錢，結果因為功法不好，造成不少問題，害了不少學功之人，也敗壞了氣功的名聲，這種害群之馬是萬萬要不得的。

綜上種種，只是為了說明，學練氣功一定要明確練功目的，端正練功態度，切切不可盲從，任意胡為，害人害己，貽害無窮。

三、練功不離功德

習練「朱砂掌健身養生功」要講求功德、武德。孔夫子云：「大德必得其壽」。習練此功，在功德方面要做到以下三點：

1.要品德淳厚

習練此功，為人要忠厚正直，待人以禮，辦事以誠，樂善好施，多做好事，仰不愧於天，俯不怍於人，光明磊落，胸懷坦蕩，思想豁達，心平氣和。只有如此才能練功上身，練出扎實的功夫來，真正收到效益。須從練功之日起就以此律己，練功方可臻至上乘。

2.要實事求是

此功源於武術。武術是實在的，大力打小力，巧力打拙力，功夫深的打功夫淺的，來不得半點虛假。它是從實際出發，講科學、講實效，不浮誇、不瞎吹，不玩魔術，不帶藥功，不故弄玄虛，不搞托兒。它是從自身實際出發，運用我國傳統優秀功法，通過意、氣、形、精、神、力全面鍛鍊，激發調動自身潛力，以達到身心健康，這是我們功法的出發點，也是根本立腳點。

3. 要持之以恆

練功諺語有云：「得道容易練道難，練道容易守道難」。前半句是說，好的功法很多，得到其中一種並不太難（其實也不盡然，誤人子弟的功法亦不在少，須謹慎選擇），難的是如何堅持練下去。一曝十寒，三天打漁兩天曬網是練不好功法的，必須要有毅力，持之以恆，才能見到收效。後半句是講，練功到一定程度，得到一定益處還不算難。

比如有些是人為了擺脫病魔，也能練上一段時間，但是一旦病情好轉就容易放下了。又如，練功到一定程度，自己感到收益不算小了，往往就容易怠惰起來，自滿起來，不求精進，不甚刻苦了。

俗云：「學如逆水行舟，不進則退。」身體好了，不再堅持習練，又有可能向不好處轉化，已練出的功效也容易失掉。所以說「練道容易守道難」，練功貴在堅持。

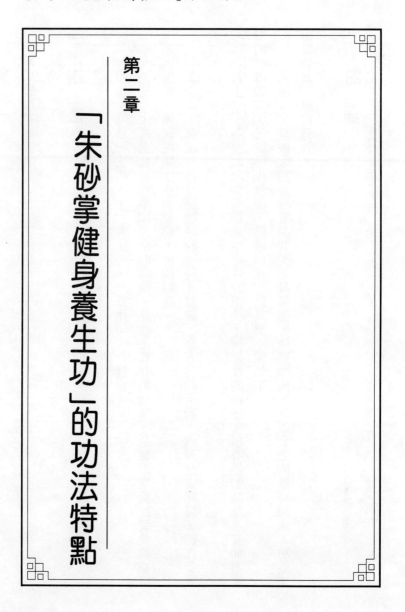

第二章 「朱砂掌健身養生功」的功法特點

「朱砂掌健身養生功」有如下特點：

一、四　法

「四法」就是「正法」、「大法」、「母法」、「捷法」。

「正法」，是說此功是傳統正宗的功法，是純正實在的功法，是使群衆真正受益的功法。不弄玄虛，不玩魔術，不帶藥功，不騙群衆。

「大法」，是說此功是整體建設，周身鍛鍊，全方位的活動，內涵豐富深邃，動作舒展大方。

「母法」，是說此功功法都是根本性的功法，關鍵性的功法，核心性的功法。有如形意拳的「母拳」，可以衍化發展、變通形式，但萬變不離其宗。

「捷法」，是說此功是增慧開智，強身健體、防病治病、延緩衰老的捷徑功法，功效來得既快而又真實有效。

二、四　合

「四合」就是「性命雙修」、「內外兼練」、「動靜結合」、「剛柔相濟」。

「性命雙修」，是指此功既修性又修命。這個修性，並不是佛家所云的「修來世」、轉生，而是指品德的修養，涵養的修持，性格的冶煉，心理上的淨化昇華。《性命圭旨》上說：「夫學之大，莫大於性命，性命之說，不明於世也久矣。」又云：「存心以養性，修身以立命。」「性之造化繫乎心，命之造化繫乎身。」「性命雙修」就是思想、品德、涵養、心理方面的修持，與身體鍛鍊並重而達到身心俱佳、形神兼備。

「內外兼練」，系指既注重身體外部的鍛鍊，又重視體內的修持，換言之就是既練外又練內。當然，「朱砂掌健身養生功」的各部功法都具有意、氣、形、精、神、力的全面修煉的內涵，但又分有「珠璣運轉」、「潤臟澤腑」、「強筋健髓」、「煉意採氣」、「調氣御氣」各有側重的具體功法。

「珠璣運轉」多是身體外部、各個關節、韌帶、筋肉、骨骼、皮髮的修煉。「潤臟澤腑」則是偏重五臟六腑的調治、優化、平衡、昇華的冶煉。「強筋健髓」更是使筋柔骨健、精足髓滿的上乘功法。「煉意採氣」對思維敏捷，頭腦清晰、恬靜虛無、加強記憶有著特殊效益。「調氣御氣」則使你氣感強大，能見能用，調動出來，為人治病。

「剛柔相濟」，係指此功能既有陰又有陽，既有柔又有剛，既有鬆又有緊，既有張又有弛。俗云：「文武之道，一張一弛」。

《易・系辭上》云：「一陰一陽之謂道，繼之者善也，成之者性也」。「朱砂掌健身養生功」正是合乎這種天道，符合事物本身應有的內在規律。

三、四　性

「四性」就是「系統性」、「完整性」、「層次性」、「科學性」。

「系統性」，就是說此功與其他功法不同，有自己的獨立體系，自成一體。

「完整性」，是說此功包括意、氣、形、精、神、力的全面鍛鍊。有練外的，有練內的，有強筋健體的，有開智增慧的，有採氣調氣的，有御氣發氣的，可以說氣功應有的基本內容和寓有的內涵都具備於其中，都有獨到之處。而且有許多內容和內涵就是別的功法所沒有的。無論從功理上還是從功法上都達到充分的深度、廣度、高度。

「層次性」，係指此功法是多層次的，它由表及裡，由外而內，由淺入深，由易到難，循序漸進，合乎規律，順理成章。

「科學性」，係指此功法是以人體構造、生理功能為基礎，以「周易」、「中醫」、「武學」理論，以及佛道經義真諦為指導，是建築在科學理論基礎上的功法，不僅教大家怎樣做，而且還要大家知道為什麼這樣做，也就是不僅要知其然，而且要知其所以然。

四、動作簡單易學，適合男女老少學練

《易・系辭上》說：「易則易知，簡則易從」。此功法正合乎這一法則，整套動作均是單個動作，每個動作對於要解決的主要矛盾、要達到的主要目的均有明確回答，動作簡單扼要，不複雜、不繁瑣，要領易於掌握。

雖然內涵豐富深邃，但循序漸進，深入領會，隨著練功的時間增長，實踐揣摩，仍能較快地悟化通達。總之是易學、易練、易於掌握。

五、出功快，受益多，收效大，治病效果好

此功是優秀的傳統功法，講求功德，追求實效，不誘人虛玄，是意、氣、形、精、神、力的全面鍛鍊，功法精深，科學合理，針對性強。從廣大群衆練功反應和追蹤數據調查可以看出，學練後出功快，受益多，收效大，治病效果好。

衆多學員通過練功身體好了，腦子活了，反應快了，記憶力提高了，視力正常了，老年人的聽覺改善了，對頸椎、腰椎病、肩周炎、類風濕、腱鞘炎、痔瘡、糖尿病、神經衰弱、

胃病、前列腺肥大、強腎回春均有奇效，對近視、遠視、飛蚊、雙影病、高血壓、低血糖、心臟病均有顯效，對一些疑難雜症及慢性病均有收效。

六、改善、提高身體素質、達到健康的優化水平

此功是以武術內家功法為核心和基礎的。同時又匯集了許多武當派健身養生之精品，意、氣、形、精、神、力全面鍛鍊，功法科學合理，所以習練此功可以使身體達到健康，飲食睡眠好，腰腿關節靈活，五臟六腑和諧康泰，耳聰目明，頭腦清晰，進而使身體健壯，身材挺拔，肌肉結實，精神飽滿，力量沉厚，人體機能增強，免疫功能良好，能有效抗禦病菌病毒的侵襲，少得疾病，甚至不得疾病，改變身體素質，達到所謂金剛之體、羅漢之身。

它可以使人每天都精力充沛地學習、工作，提高學習、工作效率，使人健康、幸福、愉快地生活，長壽永年。

七、美化容顏，健美體形，利於青少年身體發育

該功法是傳統功法的精品，是經過長期的演練實踐，經過諸多專家、裡手的心血傾注，

經過數代人的研究、探討、篩選匯集而成的。它能很快激發、協調、強化臟腑功能，使之內氣充盈，營衛二氣飽滿，故而能使皮膚細膩，神采奕奕，面色紅潤，光彩照人。清代石壽堂《醫原》中講：「神氣云者，有光有體是也。光者外面明朗，體者裡面潤澤；光無形，主陽，主氣；體有象，主陰，主血。氣血無乖，陰陽不爭，自然光體俱備。」清代王宏輯所著《望診遵經》中亦云：「氣血華其色，精神彰於面焉。」又云：「夫光明，潤澤者氣也。」

該功法的動作開合有度，升降有法，纏絲扭轉，屈伸適宜，文明優美，舒展大方，周身協調，上下相隨，陰陽轉換，和諧順達。習練者久練此功能使身軀正直，體形健美，鬆軟綿活，舉止協調，風度翩翩，落落大方。

該功法對青少年的身體發育極為有利。作為意、氣、形、精、神、力的綜合鍛鍊，它可以抻筋拔骨，舒展肢體，有剛有柔，強腎健髓，全面活動，整體建設，對於青少年的生長發育有非常有益的功效，對他們的開智增慧、強身健體、保護視力、防病治病效果十分明顯。

中國氣功科學研究會文獻委員會陶秉福先生編著的《青少年氣功導引》一書中，把「朱砂掌功」列為推荐的十種功法中的第一種，學過此功的學生也大力呼籲：「儘快普及到中小學中去。」

八、以武術內家功法為基礎，習練日久可勁大力整，抗禦擊打，提高技擊水平

據考證，「朱砂掌功」源自元代，是武術內家功法的精粹，是武術功法中的絕技。練習此功可內氣充盈，強身健體，全身鬆活，勁大力整，剛柔變化，運用自如，螺旋走轉，周身一家。一般人習之，可增慧開智，強身健體，防病治病，延年益壽；習武者練之，可使功夫大長，功力倍增，迅速臻於上乘，應之則驚彈抖炸，無堅不摧，斂之則鬆軟綿活，棉裡藏針，並能承受排打，抗擊外力。

北京市公安局的散打教練程相賢近年習練朱砂掌功，自覺得內氣更加充盈，勁大力整，身活步靈，變化快速。可以說，「朱砂掌功」是習武者必須習練的功法。

九、發氣導氣，為人治病

此功法通經活絡快，培養元氣好，又有「煉意採氣」、「調氣御氣」等功法，所以練功後很快就能使自身內氣充盈，質量優化，並掌握發氣、導氣、布氣、排氣的方法，為人醫病

時就可以初窺端倪，對於五臟六腑及神經系統諸症和消炎止痛、外傷等均有效果。

當然，要想進一步深化提高，還必須輔之以學習中醫理論、經脈學說，不斷深入領悟，實踐總結。

十、開智增慧，耳聰目明

本功法係整體鍛鍊，周身建設，全方位的活動，使人內氣充盈，身強力壯，這是一個人開智增慧，耳聰目明的物質基礎。如此則腎壯髓豐，肝膽潤澤，頭清腦健，耳朵聰利，雙目銳敏。

加之有煉意，有靜功，有叩打四聰，使中樞神經、大腦皮層組織自我調整、自我優化，使腦細胞得到更好的開發使用，功法中還有瞪目遠視、近看、運轉、向眼貫氣，以及拔耳、鳴天鼓等功法，自然有助於眼疾的治療和明目增神，以及保持耳朵聰銳的功能。經過廣大練功者實踐充分說明了本功法具有這一特點。

第三章　「朱砂掌健身養生功」之功理

「朱砂掌健身養生功」的功理，經過我幾十年的學習，思考、探索、鑽研，以及在練功教功實踐中的領悟、理解，有如下一些認識：

一、人在氣中，氣在人中

晉代葛洪在所著《抱朴子》中講：「夫人在氣中，氣在人中，自天地至於萬物，無不須氣以生者也。」這句話概括了我國先哲對宇宙萬物構成和生存的基本觀點，也是中國傳統文化對宇宙萬物的形成和生存的認識。

我國早在先秦時代的老子就講道：「有物混成，先天地生，寂兮廖兮，獨立而不改，周行而不殆，可以為天下母。」它是「視之不見，聽之不聞，博之不得」，「唯恍唯惚」的，其中「有象」，「有物」、「有精」、「有信」，強為之名，謂之「道」、「大」、「一」。莊子稱老子之文「主之以太一」，又說：「人之生，氣之聚也，聚者為生，散則為死。」漢代的『太上經』中說：「夫物始於元氣，天地人本同一氣。」王充在『論衡‧言毒篇』中講：「萬物自生，皆禀元氣，」指元氣是構成萬物的最基本的原始單位，把宇宙看成是一個元氣系統，是一個由運動著的元氣多樣表現形態構成的相互聯繫的統一體。

張景岳曾講：「夫生化之道，以氣為本，天地萬物，莫不由之。故氣在天地之外則包羅天地，氣在天地之內，則運行天地，日月星辰得以明，雷雨風雲得以成，四時萬物得以生長收藏，何非氣之所為，人之有生，全賴以氣。」人是大自然的元氣向一定方向逐步轉化、發展而形成的，並與大自然的氣場和萬物有著密切的聯繫，彼此相互作用，息息相關。《素問》中云：「天氣通於肺，地氣通打嗌。」這就是說，人身需要天空之氣，從呼吸而入肺，地氣指的是水穀之氣，從飲食而入於口咽。《靈樞•決氣篇》上講：「兩神相搏，合而成形，常先身生，是謂精，上焦開發，宣五穀味，薰膚、充身、澤毛，若霧露之溉是謂氣。」

可見人要攝取大自然的精氣、益氣、氧氣、還要飲食水穀，攝取水穀之氣；還需要有礦物元素之氣，如鐵、鋅、硒等；還要日精月華的照射，以營養人身。同時人身的血液周流，循環不已，津液布散到皮膚肌肉，輸送到關節骨腔，以及水道的通利，汗液尿液的排泄，無不是氣的推動作用。可見「氣」對人的生命活動是多麼關鍵和重要了。可以說「氣是最有活力、最富有營養的精致物質」。

為此我國的先哲賢人早就主張要通過練功，自覺地、積極地去培育、養煉、充實、優化人體的內氣，使之內氣充盈，營衛之氣飽滿，血液循環良好，腑臟受到潤澤，骨骼、肌肉、毛髮得到滋榮，從而開智增慧，耳聰目明，身強體健，精力充沛地學習和工作，並提高免疫功能，少生疾病，延年益壽，這就是我們練功的出發點和立腳點。

二、提契天地，把握陰陽

《內經・上古天真論》云：「有真人者，提契天地，把握陰陽……，故能壽蔽天地，無有終時。」還講到：「上古之人，其知道者，法於陰陽，和於術數，飲食有節，起居有常，不妄作勞，故能形與神俱，而盡終其天年，度百歲乃去。」所謂壽蔽天地，無有終時，是誇張之說，而「終其天年，度百歲而去」，則是完全可能的。在這裡，《內經》提示我們的是：「提契天地，把握陰陽」，「法於陰陽，和於術數」。

前面已講到，人生於宇宙天地之間，一切變化都與宇宙自然界有著密切的關係，人的形成如此，人的生活如此，人的健康壽夭也是如此。人類除了要很好地認識自然界，掌握其規律，運用其規律為人類造福外，在人的健康上也要認識大自然與人的關係，找出其規律，運用其規律為人的健身養生服務。

清・石壽堂在《醫原》中說：「人稟陰陽五行之氣，以生於天地間，無處不與天地合，人之有病，猶天地陰陽不得其宜，故欲知人，必先知天地也。」

《素問》中說：「陰陽者，天地之道也，萬物之綱紀，變化之父母，生殺之本始，神明之府也。」

《易・系辭上》云：「一陰一陽之謂道，繼之者善也，成之者性也。」。宇宙間的一切現象變化都是相互對應的陰與陽的作用，人一定要認識、掌握、運用宇宙自然界的陰陽變化，使自身在動態中適應其變化而保持陰陽平衡。

《素問・四氣調神大論篇》中講：「從陰陽則生，逆之則死，從之則治，逆之則亂，反順為逆，是謂內格，是故聖人不治已病治未病，不治已亂治未亂，此之謂也。」就是說一定要把握好陰陽而順應調理之。

如四時氣候的變化就是陰陽的變化，春溫，夏熱，秋涼，冬寒，溫與熱是一類，涼與寒是一類，主要是以寒熱而分，溫與熱，涼與寒只是程度上的不同而已。人就是要順應寒熱的變化，在衣著飲食上加以注意。

金元時大醫家李東桓講：「大寒傷形，大熱傷氣，四時節候變更之異氣及飲食失節，妄作勞役，心生好惡，皆令元氣不行，氣化為火，乃失生夭折之由耳。」

一天的變化也是陰陽變化。白天為陽，夜晚為陰，人就要白天工作，夜晚休息，「起居有常，不妄勞作」。

在大自然中，天為陽，地為陰；山岳為陽，河澤為陰；日為陽，月為陰；風雷為陽，雲雨為陰。都是陰陽對立，相互協調，相互轉化的。在人身來講則外為陽，內為陰，上為陽，下為陰，左為陽，右為陰，背為陽，腹為陰。在鍛鍊中也要使陰陽平衡，相互協調，重視整體鍛鍊，內外兼修，有起有伏，有升有降，前呼後應，左右兼顧。

「朱砂掌健身養生功」有升有降，有起有伏，有屈有伸，有開有合，左右兼顧，前呼後應，內外兼修，整體鍛鍊，合乎道法自然的原則。

從萬物的性質上分也有陰有陽，剛為陽，柔為陰。《易・系辭上》講：「剛柔相摩，八卦相蕩」，「剛柔相推而生變化」，這是事物變化的奧秘所在。鍛鍊身體、健身功法也要如此，不能只柔不剛或只剛不柔。

形意拳老前輩李珞能老先生說：「重陽不重陰，太剛必折，重陰不重陽，過柔不堅，剛柔相濟，乾坤之道乃成」。又說：「攬陰陽之造化，轉乾坤之樞機，誠強身之捷徑也」。故有「文武之道，一張一弛」之謂。

好的功法一定要有剛有柔，有鬆有緊，有張有弛，「朱砂掌健身養生功」就是如此，如第三部「強筋健髓」，吸氣時全身放鬆，呼氣時腳抓地，手用力，頭微頂，瞪口叩齒，收肛實腹，氣貫四梢，如此交錯進行，循環不已，完全合乎功中妙法，術中要訣，故此使身體迅速從有病到無病，從無病到健康，從健康到健壯，獲得奇異功效。

不僅如此，既法於陰陽，還要和於術數。術，就是方法。在練功上講，就是合於陰陽的好的功法，數就是量。不僅功法好，而且要有適當的量，在練功上講就是不能次數過少，少了達不到目的，起不到作用，過多則超負荷，反而不利，所謂過猶不及。這要結合自己的身體狀況，循序漸進，達到適量。

三、內練一口氣，外練筋骨皮

我國武術家很早就注意到人身的內氣對於操練形體、精習武術、技擊發力的重要性，所以有武術諺語云：「內練一口氣，外練筋骨皮」。內家拳家更加重視人身內氣的鍛鍊、培育和蓄養，對內氣的作用有著更深刻的體察和理解，從而有更多精彩而深刻的論述。

如：「拿住丹田練內功，哼哈二氣妙無窮」；「以心行氣」；「斂氣入骨」；「氣沉丹田」；「動牽往來氣貼背」；「其為氣也，至火至剛，直養而無害」；「武事臨敵詭變奇化，外則無往非勢，內則無往非氣，勢雖不同，而氣歸一」；「論拳必論勢，言勢必言氣」；「拳擊以內而外發，氣由身而達梢，故氣之用，不本諸身，則虛而不實，不形諸梢，則實而仍虛」；「氣有所發，全身貫通，內外相聯，上下相和，左右相應，前後相需，或攻或守，隨機應變，相互策應，自然如一」。

意之所至，氣即至焉，則得其內勁。可見氣在武學中的重要地位了。所以煉氣、養氣、積氣，既是養生健身的根本，也是技擊中最核心最本質的東西。

習練搏擊，只知操練筋骨皮，四肢百骸，而不知習內功、煉氣、養氣和積氣，是很難登堂入室而達到上乘功夫的。

一個武術家只有練得內氣充盈，而又術式純熟，應敵方能隨心所欲，得心應手，千變萬化，人莫能測，發力如山崩地裂，無堅不摧，收斂又至柔至綿，而棉裡藏針，無往不勝。故此武術界裡才有「練武不練功，到老一場空」的至理名言。

太極拳家講：「每日細玩太極圈，一開一合在吾身」形意拳家很重視「三體式」站樁功；大成拳亦有「意拳樁功」，皆源於此。

「朱砂掌功」本是內家拳的優秀功法，對煉氣、養氣和積氣來得更加迅速而充實，如「強筋健髓功」，習練時一呼一吸，一開一合，一鬆一緊，一剛一柔，內氣鼓盈，氣貫四梢，加之雙臂軀幹纏絲扭轉。陰陽互變，氣行其間，氣血相隨，內至五臟六腑，外至四肢百骸，無處不到，用於技擊和健身確有奇效。

四、恬淡虛無，精神內守

《內經・上古天真論》云：「恬淡虛無，真氣從之，精神內守，病安從來」。這是根據人體本身的自然規律和人同整個自然界，同社會環境連結在一起而提出來的，後者對前者影響甚大。

所謂「恬淡虛無」、「精神內守」，就是思想淨化，安詳恬靜，純正善良，不亂想，特別是處於氣功狀態中就真氣從之，就能收到養煉、培育、加強真氣，使之流布全身。《靈樞・刺節真邪篇》中講：「真氣者，所受於天與穀氣並而充身者也。」能使真氣很好地布養周身，營衛二氣很好地發揮效能，氣血周流，通利順達，五臟六腑，肌膚毛髮受到潤澤，陰陽平衡，相互協調，免疫功能增強，疾病少生，唐代孫思邈講：「性即自善，內外百病皆不悉生，禍亂災害亦無由作，此養生之天經也。」

反之，一個人情緒不穩定，多愁善感，心胸狹窄，易躁易怒，則對身心健康影響極大，是產生疾病的重要原因。唐代張臯諫穆宗說：「神慮清則氣血和，嗜慾多則疾病作」。在這方面，我國醫家有許多精闢論述。

《內經・舉痛論篇》中說：「百病生於氣也，怒則氣逆，甚者嘔血及飧泄，故氣上矣。喜則氣和志達，營衛通利，故氣緩矣。悲則心繫急，肺佈葉舉，而上焦不通，營衛不散，熱氣在中，故氣消矣。恐則精卻，卻則上焦閉，閉則氣還，還則下焦脹，故氣下行矣。驚則心無所繫，神無所歸，慮無所定，故氣亂矣。」

《黃庭經・心神章》中云：「六腑五臟神體精，皆在心內運天經。」可見意念和情緒與五臟六腑的關係之密切。

一個人的思想意境能經常沉浸在一個美好的境界中，便可大為受益，可使神經系統得到很好的修補、改善，消化系統和內分泌系統的物理化學反應優化，促進開智增慧，身體康泰，消除疾病，延年益壽。

恬淡虛無，精神內守，對現在人來說尤為重要。在市場經濟的現代社會裡，人的工作和生活節奏日趨緊張，人際關係也十分複雜，更易引起神經系統的高度緊張，腦力消耗加大和身體的過度疲勞，心臟、呼吸、消化等器官的活動、新陳代謝、內分泌等功能都會受到很大影響，從而易產生疾病，或早衰速衰。

這就更需要加強涵養性和心理狀態的修持，並擠出時間來調整練功，使中樞神經、大腦皮層組織得到恢復、改善、優化，使真氣佈養周身，使各個器官、臟腑組織的功能消除受挫的影響，恢復和加強活力，迎接新的挑戰。

綜上所述，說明人要加強品性方面的修養，心理方面的修持，胸懷開闊，樂觀豁達，無故加之而不怒，猝然臨之而不驚，以不變應萬變，作為輔助，每天抽出一定時間練練功。

「朱砂掌健身養生功」既是動功，又是靜功，即或在動，也是動中有靜，何況還有「煉意」、「採氣」、「胎息法」、「體呼吸」等，使你意念專注，抱元寧一，有如無極狀態，煉意使你沉浸在大、空、虛、靈、靜的狀態之中，正如白居易在「靜坐詩」中所說：「外融百骸暢，中適一念無，曠然忘所在，心與虛俱空。」明代李道子作秘歌所言：「無聲無象，全身透空，應物自然，西山懸磬，虎嘯猿啼，水清河靜，翻江倒海，盡性立命。」

五、流水不腐，戶樞不蠹

《呂氏春秋‧盡數》云：「流水不腐，戶樞不蠹，動也，形氣亦然，形不動則精不流，精不流則氣鬱。」

東漢神醫華佗創立「五禽戲」，對弟子吳普說：「人體欲得勞動，但不當使極爾，動搖則穀氣得消，血脈流通，病不得生，譬如戶樞不蠹也，是以古之仙者為導引之事，熊徑鴟頤，引挽腰體，動諸關節，以求難老。」所謂「導引之事」，在我國《莊子‧刻意》中就講過：「吹呴呼吸，吐故納新，熊頸鳥申，為壽而已矣，此導引之士，養形之人，彭祖壽考者之所好也」。由此可見，我國很早就認識到運動、導引對消化吸收、氣血周流，防病健身、養生長壽的重要了。

運動是生命存在和發展的基本條件。人體的皮、肉、結締（包括筋骨、關節、血液）、神經等基本組織；五臟、六腑、鼻、眼、口、舌、耳等器官；運動、循環、消化、呼吸、泌尿、神經、內分泌、生殖、經絡等系統；頭、頸、軀幹、四肢等部位，都與運動有著密切聯繫，活動與否，協調與平衡如何，直接關係著人的健康與疾病，壽與夭。

縱觀人類歷史，古今中外的長壽者，不管自覺或不自覺，無一不是終生都在運動（包括體力勞動和導引養生、體育鍛鍊）。相反，不活動或不常活動的人則會氣血鬱結，生理功能降低，肌肉鬆弛，關節呆滯，行動乏力，甚或肌肉萎縮，關節粘連，不能自由運轉，肌體早衰，壽命縮短。

總之，只有進行經常的必要的形氣運動，才能使氣血流通，人體各個系統的功能得到保證和加強，從而精神飽滿，健康長壽。

現代的辦公室工作者、腦力勞動者和固定體位的體力勞動者，一般來講都存在著整體肌體運動量不足，容易早衰的問題，何況隨著年齡的增長，人過中年肌體逐漸老化，容易出現體內某些功能的失調，保護機制的明顯下降。

在這種情況下，如遇到氣候的突然變化，病菌病毒的侵襲，就可能產生疾病，甚至出現不幸後果。所以，現代人更需要採用科學的方法和有效的手段，經常保持肌體的活力，以增進體內各系統各部位的功能，延緩衰老，復壯回春。

此外肌體受損，除藥物、手術治療外，也需要活動鍛鍊，使之儘快地康復。在練功中如果只練「恬淡虛無」、「精神內守」的靜功是不夠的。晉代養生家葛洪，從少年起即好導引養生之術，經過長期實踐，最後得出結論：只練靜功，不利於養生，動靜結合，才是正道，相傳達摩面壁九年，也要練「易筋經」，道士打坐，還要走圓場。

保持肌體經常活動很重要，運動量不足不行，但過大也不好。要掌握「適量」，對體力虛弱的人，有病的人和老年人，更是如此。一定要結合自己的身體實際，循序漸進才行。當然還要有科學的好方法，一些搞封建迷信或洋迷信的，搞「氣」支配人，不是人支配「氣」的練功方法，是不科學的方法，容易使無病者練出毛病來，使小病的人練出大病來。

「朱砂掌健身養生功」既有靜，又有動，動中有靜，靜中有動，而以動功為主，不搞迷信，不是「氣」支配人，而是以人體結構和生理功能為基礎，對人體的各種組織和器官、各個系統和部分，進行全面的綜合鍛鍊，保持提高周身關節的靈活性，使內臟得到很好的導引運轉，促進全身的氣血通暢，加速新陳代謝，使各個系統的功能增益，免疫力增強，從而達到強身健體，延年益壽的目的。

六、呼吸精氣，獨立守神，肌肉若一

《內經》云：「呼吸精氣，獨立守神，肌肉若一，故能壽蔽天地，無有終時。」所謂呼吸，就是吐納。莊子在《刻意篇》中說：「吹呴呼吸，吐故納新，熊經鳥申，為壽而已矣，此導引之士，養形之人，彭祖壽考者之所好也。」可見我國古代就已認識到呼吸、吐納對養生長壽的重要性了。

凡是講導引、講養生的人，即今天講練氣功的人，都必須重視呼吸、吐納之術。現代人進一步認識到，人吸入氧氣，淨化血液，輸送營養；呼出廢氣，清潔臟腑。所謂呼吸精氣，就是指吸取自然界中最好的氣、最新鮮的氣、最清潔的氣、含氧最多的氣。這就要求練功者注意選擇練功的時間、地點、條件、方向。

練功的時間最好在清晨，這時空氣新鮮、清潔。不要在人多、污濁、有污染的地方練功，最好在有松柏樹的地方練功，因為松柏一類的植物能釋放出一種特殊物質，既強化人身又含有殺菌滅毒的成分，對人體很有益。練功方向最好向東方或南方，東方是太陽最早出現的地方，富有生氣。

在呼吸方法上，我們主張自然呼吸，好的功法都是取乎自然，法乎自然，順乎自然，合乎自然的。呼吸也是以自然呼吸為好。人類在地球上生存了幾十萬年，根據進化論的觀點，自然呼吸是最好的呼吸方式，否則自身早就改變了。自然呼吸是用鼻腔進行的，鼻腔的入口處有鼻毛叢生，鼻腔的表面有鼻粘膜分泌粘液，並分佈有豐富的毛細血管，對吸入的氣體能起到過濾、濕潤、溫暖的作用，可減少不清潔的空氣對呼吸道和肺部的刺激。

吳圖南先生講過：「呼吸均需出入於鼻孔，方免濁氣侵襲之害，並宜力行深呼吸直達小腹，以盡吐故納新之能事，久之氣力自在。」這裡又提到深呼吸直達小腹，這也不違背自然呼吸，只是深、細、勻、長而已。直達小腹就是吸之深。

人體的肺葉和肺小泡在平時呼吸狀態下並未完全參與氣體的交換，如果長期力行深呼吸直達小腹，就可加強呼吸肌肉的收縮力量，擴大胸廓和腹部的活動範圍，就會使肺葉和肺小泡儘可能多地與氣體交換，而使肺活量增大，呼吸功能加強，提供給人體更多的精氣，排除更多的廢氣。同時，對體內臟腑進行有規律的按摩，增強臟腑功能和人體場的能量，促使體內更多的血液參與周身循環，使氣血直達肢體末梢，而達到「盡吐故納新之能事，久之氣力自在」的目的。

也只有如此，才能做到「獨立守神，肌肉若一」。採取自然呼吸，就不分散注意力，使心神得守，意念專注，和諧自然，形神一致。此正如形意拳家李珞能前輩所說：「一呼百脈皆開，一吸百脈皆閉。」當專注心神於吸氣時，全身經絡、血脈、五臟六腑，以至筋、皮、骨、肉、毛孔等，似乎都在內吸、內收；當專注心神於呼時，全身經絡、血脈、五臟六腑，以至筋、皮、骨、肉、毛孔，似乎都在外開、外舒、外展，從而達到肌肉體與心意精神的高度和諧、協調、融為一體，即「形神合一」的境界。形體與心神的統一，對人體的各種功能進行雙向調節，才能使有病者利於康復，使無病者更趨健康。

「朱砂掌健身養生功」的全部功法都主張自然呼吸，心不外馳，獨立守神，呼吸吐納與肌肉形體動作協調統一。如靜功中的「體呼吸」、「胎息法」，全身放鬆，吸氣時，好像氣從全身毛竅進入體內達於肚臍；呼氣時又好像氣從肚臍擴展到全身，從全身毛竅排出，肚臍處猶如風箱的風門一樣，一呼一吸形成整體，全身透體，不復我存。

又如「強筋健髓」功法，吸氣時全身放鬆，內吸、內收、內縮、百脈皆閉，氣至丹田；呼氣時腳抓地，手用力，頭微頂，全身外開、外放、外展，百脈皆開。這也就是拳家所云的：「呼吸合道」，醫家所說的「形神合一」，是形體不散，精神不散的養生大法。

七、通經活絡，氣血周流

經脈和絡脈的總稱為經絡，它們在人體中組成網絡結構，稱經絡系統。經脈較大，貫穿人身上下，溝通內外，是經絡系統之主幹；絡脈較小，且淺行體表，是經脈的別出分支，遍佈全身。經絡的作用，主要表現在溝通表裡上下，聯繫臟腑器官，通行氣血，濡養臟腑組織，感應傳導及調節人體各部機能等。

經脈主要包括十二正經和奇經八脈，此外還有附屬於十二經脈的十二經別、十二經筋和十二皮部；絡脈則包括十五別絡、浮絡、孫絡等。

十二經脈循行於全身，內聯臟腑，外達肢節，運行氣血，協調身體各部的活動。經脈暢通，氣血調和，則能營養全身，以利生長發育，維持正常生理功能，使筋骨強壯，身體健康。相反，內臟有病則累及經脈，經脈受病又可傳及內臟，經氣運行阻滯，影響循行所過的組織器官的功能，出現相應部位的疼痛，運行障礙等病症。

十二經為：

1　手太陰肺經

起於胸部外上方的中府穴，沿上肢外側前面向下，經過尺澤、太淵穴，到拇指的少商穴，內屬於肺，聯絡大腸，並與胃有聯繫。

2　手陽明大腸經

起於食指棱側商陽穴，經過合谷，沿手臂外側前面的曲池、肩髃等穴，通過頸到面部，止於對側鼻孔旁的迎香穴，內屬大腸，聯絡肺。

3　足陽明胃經

起於眼下方的承泣穴，分佈面部，沿頸部，循乳中線向下，再挾臍旁二寸下行，經天樞穴，到大腿前面的髀關穴，往下經小腿外側的足三里、豐隆、解溪等穴，止於第二趾端。內屬於胃，聯絡脾。

4　足太陰脾經

起於大趾末端隱白穴，沿小腿內側脛骨後緣向上，經三陰交、陰陵泉、血海等穴，到腹部，經臍旁四寸的大橫穴，上胸部，止於腋下的大包穴。內屬脾絡胃、並與心和舌聯繫。

5　手少陰心經

起於腋下的極泉穴，沿上肢內側後面下行，經過腕上的神門穴，止於小指端橈側的少衝穴。內屬心絡小腸、並與眼聯繫。

6　手太陽小腸經

起於小指端尺側的少澤穴，沿手臂外側後面上行，經過後溪、養老等穴，到肩胛崗下的天宗穴，上行經面部，止於耳前聽宮穴。屬小腸絡心，並與胃、眼睛、內耳有聯繫。

7　足太陽膀胱經

起於目內眦睛明穴，上頭頂，下頸，挾脊兩旁一寸五分下行，經肺俞，腎俞、大腸俞等穴，過大腿後面的殷門穴，到膕窩的委中。它的支脈又從後頸挾脊兩旁三寸下行，會於委中，經小腿後的冰山穴和外踝後的崑崙穴，止於小趾端的至陰穴。屬膀胱絡腎，並聯絡腦部。

8　足少陰腎經

起於足心湧泉穴，繞內踝後的太溪穴，經復溜、築賓等穴，沿大腿內側後上行，入少腹，挾脊兩旁五分上行，再挾胸骨兩旁二寸，行至鎖骨下的俞府穴。屬腎絡膀胱，並與脊柱、肝、肺、心喉、舌根有聯繫。

9　手厥陰心包經

起於乳頭外側的天池穴，沿上肢內側正中下行，經過間使、內關、勞宮等穴，止於中指端的中衝穴。屬於心包，聯絡上、中、下三焦。經脈通過橫膈。

10　手少陽三焦經

起於無名指端關衝穴，沿手臂外側正中上行，經中諸、外關等穴，過肩、上頸、從翳風穴繞耳後，經耳上方的角孫穴，到耳前的耳門穴，止於眉毛的絲竹空穴，屬上中下三焦，聯絡心包，經脈並上行於內耳和眼眶下。

11 足少陽膽經

起於足大趾上方的大敦穴，經太衝穴上頭兩側顳部，繞耳後，下頸後風池穴，到肩，循腋下至環跳穴，沿腿外側向下，經風市、陽陵泉、懸鍾等穴，至外踝下的丘墟穴，止於第四趾端。屬膽，聯絡肝。

12 足厥陰肝經

起於足大趾上方的大敦穴，經太衝穴，沿腿內側上行，繞陰部，入少腹，止於腋下的期門穴。屬肝絡膽，並與胃、肺、眼、頭頂等部聯繫。

十二經脈循行規律表

手三陰經	手太陰肺經	從胸→手臂內側前面→手拇指
	手厥陰心包經	從胸→手臂內側正中→手中指
	手少陰心經	從胸→手臂內側後面→手小指

手三陽經	手陽明大腸經	從食指→手臂外側前面→頭面
	手少陽三焦經	從四指→手臂外側正中→頭側面
	手太陽小腸經	從小指→手臂外側後面→頭面
足三陽經	足陽明胃經	從頭面→腿外側前面→足二趾
	足少陽膽經	從頭側→腿外側面→足四趾
	足太陽膀胱經	從頭後→腿後面外側→足小趾
足三陰經	足太陰脾經	從大趾→腿內側前面→腹胸
	足厥陰肝經	從大趾→腿內側→腹胸
	足少陰腎經	從足心→腿內側後面→腹胸

奇經八脈

「奇經」包括：督脈、任脈、沖脈、帶脈、陽蹻、陰蹻、陽維、陰維八脈。它的命名包含著各脈作用和循行部位等意義。

1　督脈

起於尾閭骨端、長強穴後的會陰部，上循脊柱至腦後凹陷的風府穴，進入腦內，再上巔頂沿額下行至鼻柱，

「督」者含有總督之意，如「督有陽脈之海」、「督脈督一身之陽」等，意指陽脈皆會於督脈，故督脈能總督一身之陽經。

2　任脈

起於中極之下的會陰部，上出毛際的深部，沿腹內上過關元穴到咽喉，再上至顏下，走面部深入眼內。

「任」有擔任的含義，如「任脈為陰脈之海」、「任脈任一身之陰」等，意指陰經皆會於任脈，任脈能擔任一身之陰經。

3　沖脈

沖脈與任脈都起於少腹的胞中，向上循於脊里，為全身經絡之海，至於它浮行於淺表部分的經脈，沿腹向上，會於咽喉，再別行繞絡唇口。

「沖」字含有衝要的意思，其脈自下上行，為十二經脈之衝要，故沖脈為經脈之海。

4　帶脈

起於肋下，環繞身軀腰腹部一周，猶如束帶。

5 陰蹻

是足少陰腎所別出的一支脈。起於足內踝前大骨下陷中，經內踝骨上部，直上沿大腿內側入小腹，上沿胸腹內部，入缺盆，再上出入迎動脈之前，入頂骨部，至眼內角與足大陽經相合。

6 陽蹻

起於足根，沿足外踝而上行至腦後的風池穴處。「蹻」字有令人輕健矯捷之意。

7 陰維

起於諸陰經的交匯處。

8 陽維

起於諸陽經的交匯處。

「維」字有維繫的意義。維繫諸陰經的稱陰維，維繫諸陽經的稱陽維。

奇經八脈和臟腑沒有直接連屬，是調節氣血運行的一些特殊通道，除其本經循行與體內外器官相連屬外，是通過十二經脈與五臟六腑發生間接聯繫，在功能方面起到補十二經脈不足的作用，尤其是任督兩脈與人體的生理、病理都存在著密切的聯繫。

「朱砂掌健身養生功」所有功法都是周身運轉，四肢活動，牽拉、扯動、觸及著十二正經與奇經八脈，使周身經通絡活，氣血流暢，強筋健髓，調和臟腑，內強外壯，陰平陽秘，從而使健身養生效果達到極佳狀態。

八、繼承、發揚東方傳統文化的整體觀

東方傳統文化與西方文化的指導思想的最根本的差異和區別，就是東方傳統文化主張整體觀、圓形說，西方文化則在於直線延伸、分析局部，越分越細。

整體觀最本質的東西就是把握整體與局部的動態聯繫，中醫就是從整體聯繫上來認識生命活動的。機體中的任何功能活動都是建立在與其他功能活動相聯繫的基礎之上，處於統一的形氣轉化的整體聯繫之中。所以中醫很講求治本補元，扶正祛邪，即或從局部治療，也是以整體功能活動的調整為出發點，當然也不否定局部，而是在相互聯繫之中注意局部之間的聯繫，所以決不是簡單的頭痛醫頭，腳痛醫腳。

我們的傳統功法，同樣很重視整體建設，這除了前邊講到的「提挈天地，把握陰陽」，強調人與整個自然界、宇宙萬物有密切聯繫外，在人的自身建設中也是十分重視整體與局部、局部與局部，局部與整體的聯繫。

「朱砂掌健身養生功」既練意，又練形；既練精，又練神；既練氣，又練力；既練外，又練內；既練上，又練下；既練前，又練後；既練四肢百骸，又練五臟六腑；既練開肺健胃

，又練心腎相交。而且每個動作多是圓環狀，如揉膝，搖天柱，轉頸是圓形運動；「開肺健胃功」雙手划平圓、立圓；「舒肝利脾功」雙手同時左右上下劃弧，合起來是個整圓；「敲山震海」兩手左右前後擊打，也是各作圓形。「強筋健髓」一部，呼氣時頭微頂，手用力，腳抓地，力量上下左右前後形成矛盾撐立也是圓。龍部幾個動作前後左右扭轉是圓，第五式「青龍騰雲潛海」更是四面八方划圓。

第五部中的「降龍伏虎」、「坎離相對」，雙手相對成圓。「太極運轉」、「乾坤交泰」都是圓。動作中雙臂纏絲、環繞、螺旋、扭轉、腰腹前後轉動，雙腿曲升扭轉，並帶動筋骨、肌肉、內臟，均在環形運轉之中。此外吸氣時氣歸氣海，呼氣時氣貫周身。

縱觀上述，無不在環形運轉之中。所有這些動作著重點又在於積累內氣，氣血周流，抓住根本建設，強調健身養生、本固根榮，扶正祛邪，增強免疫功能。所以練此功者可以從有病到無病，從無病到健康，從健康到健壯，健美回春，長壽永年。

九、抓住重點，照顧全局，重視腰腎、脊柱的鍛鍊

不論做什麼事，都要抓住重點，照顧全局，學會十個手指彈鋼琴，如此才能事半功倍。練功也是如此，腰、腎、脊柱是我們時時應該抓住的重點。

《內經》云：「腎為作強之官，使巧出焉。」又云：「腎附於脊之十四椎下，是經常少血多氣，共合骨也，共榮發也，開竅於二陰。」

《中藏經》曰：「腎者精神之舍，性命之根。」

岳武穆《九要論》說：「背脊十四節為腎位，分五藏而總繫於脊，脊通一身骨髓，而腰為兩腎之本位，故腎為先天第一，尤為諸臟之源，故腎水足，而金木水火土咸有生機。」

張介賓說：「腎有兩枚，形如豇豆，相並而曲，附於脊之兩旁，相去各一寸五分，外有黃脂包裹，各有帶二條，上條繫於心，下條趨腎下大骨，在脊骨之端，如半手許，中有兩穴，是腎帶經過處，上行脊髓至腦中，連於髓海。」

人身脊柱上穴位密佈，從頸向下有「風府」、「啞門」、「副啞門」、「大椎」、「陶道」、「身柱」、「神道」、「靈台」、「至陽」、「筋縮」、「中樞」、「脊中」、「懸樞」、「命門」、「陽關」、「腰俞」、「長強」等穴，脊柱兩側還有「大杼」、「風門」、「肺俞」、「厥陰俞」、「心俞」、「膈俞」、「肝俞」、「膽俞」、「脾俞」、「胃俞」、「三焦俞」、「腎俞」、「大腸俞」、「小腸俞」、「膀胱俞」、「中膂俞」、「白環俞」等穴。這些地方與五臟六腑、全身部位都有密切聯繫，整個脊柱都有神經密佈穿行。所以加強腰腎和脊柱的鍛鍊，使其保持正常狀態和優化功能，對整個身體康健有著十分重要、至為關鍵的作用。

「朱砂掌健身養生功」對腰、腎、脊柱的鍛鍊十分重視，在整套功法中直接作用於這個部位的式子就有二十四個，方法有「摩、換、搖、擺、扭、轉、抻、拉、伸、縮、提、捂、捶、貫」等等。

通過練此功後自能身體挺拔，走路矯健，精足氣滿，壯腎回春，頭清腦健，神采飄逸了。

十、激發、調動自身潛能，自我調整，自我康復，自我優化

人對宇宙、自然界的認識是無窮盡的；人對宇宙、自然界的奧秘，相互依存，相互制約、相互轉化的關係是認識不完的；人對自身各個器官，部位，功能的相互關係，人與宇宙，大自然的關係與聯繫也是認識不完的。

如有的人在節令之日就有異樣感覺，雙胞胎兄弟姐妹一人不適就互有感應；有的家有重大變故前就坐立不安；在戰爭中衝鋒陷陣時力量倍增，能越過平時無法跨越的壕溝；人將病危時，有的因思念親人心切，可以延續數日，直至見到親人方才合眼；人整日處在歡樂情緒中就滿面春風，精神飽滿不易衰老等等。

國外醫學界對存活下來的二百例癌症患者的調查發現，這些人中絕大多數都思想達觀、不畏病魔和死神威脅，以致疾病退卻。有的氣功師為人治病，始終抱著疾病傳染不到自己的

意念，雖醫治過諸多病人，並未感染自身。醫學科學家論證人腦的細胞遠遠未充分使用開發出來，如能得到充分開發，人的聰明才智還會得到更大發揮。

我國名科學家錢學森先生曾講過，人的第三種思維方式「頓悟」就是人腦潛能發揮作用的一種表現。人受到外傷或內臟有病，可以通過自我調整或者請人給發氣治療，腹內肌瘤可以運用自我暗示的方法自我消掉。

所有這些，都是自身潛能的表現，我們運用各種手段，盡力激發和調動自身潛能，就能自我調整，自我節控，自我康復，自我優化。

「朱砂掌健身養生功」就是採用傳統的優秀的練功手段，多方面、多渠道、多層次地激發、調動自身潛能，為開智增慧，強身健體、防病治病、延年益壽做出應有貢獻。

當然各部功法、各節動作層次不同，角度不同，效用不同，深度不同。如「煉意」、「採氣」、「體呼吸」、「胎息法」、「扣打四聰」等，主要是通過這些手段，調動自身潛能，使神經系統、消化系統、循環系統得到調整、修補、優化，使腦細胞得到更好的開發、調動和活躍。

如「心腎相交」一節，不僅是用意念導引心火下降、腎水升騰，而且用意念、手法導引體內病氣、濁氣、毒氣排出體外，默想體內腫塊、瘤塊等物，軟、小、消、下，這不僅符合中醫古典著作《諸病原候論》的論述，而且在實際運用中也是行之有效的上乘功法。

又如「強筋健髓」這部功法，四肢身軀往復螺旋纏繞、回環、轉動，而且使周身內外一鬆一緊，按摩鼓盈，對調動自身潛能有著巨大的能動作用。在這裡說一個側面，脊椎兩側穴位密佈，頸椎、胸椎、腰椎與全身許多部位都聯繫十分密切，如頸椎與頭腦、眼睛、牙齒、耳朵、上肢都有著很奧秘的關係，胸椎與心、肺、胃、肝、脾等有著奧秘關係，腰椎以下與內分泌、性功能、排泄系統，下肢等有著奧秘的聯繫。

所以，小孩經常按摩脊椎可以使吃飯、睡眠、發育好；大人有病，按摩這些部位會取得良好效果。而「強筋健髓」功一鬆一緊，頭上頂、腳抓地、手用力，頭、頸、整個身軀往復轉動回環，使頸椎、胸椎、腰椎全方位地受到按摩、擠壓、揉動、端正，充分調其潛在能量，使之防病治病，強身健體。

再如「調氣御氣」一部，練習後自可發放外氣，為人治病，對有的病有特效，對有的病有緩解，對有的病無效，這還要因人因病而異。當然，如果治病效果較好，還應學習中醫理論知識，不斷總結經驗，學習好的手法，加強領悟方可。

總之，人的自身潛能是很大的，學習古今中外的方法和手段，充分激發、調動自身潛能，是我們達到強身健體，延年益壽的有效途徑。

第四章

「朱砂掌健身養生功」功法

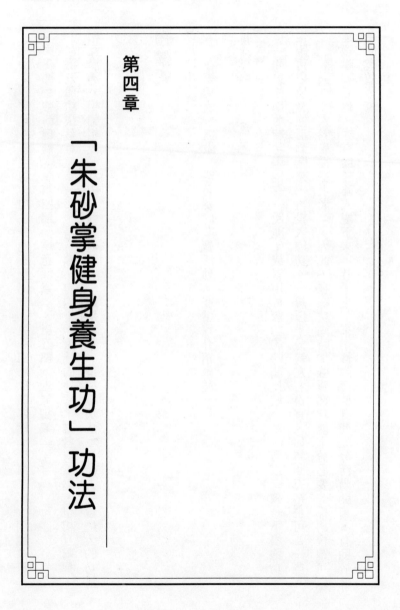

「朱砂掌健身養生功」功法分為五個部分：第一部「珠璣運轉」、第二部「潤臟澤腑」、第三部「強筋健髓」、第四部「煉意採氣」、第五部「調氣御氣」。

這五部功法是意、氣、形、精、神、力的全面鍛鍊的功法，雖各有重點，但相互聯繫，相互滲透，相輔相成。其中「強筋健髓」一部是精髓，是核心功法，是使人受益最大的功法。

預備式

在練功前，需做一些必要的準備活動。在這裡介紹兩種。

預備式一：慢跑功

如果住處離練功場地有一距離，或者用於練功的時間比較充裕，可以先練一下慢跑功。慢跑可以使身體活動開來，再投入練功。一般以十分鐘左右為宜，如時間充裕也可長一些。

俗云：「人老先從腿上老」，因此，在練功同時加強腿部功能十分必要，採用慢跑可以延緩腿腳老化，亦有助於胖人瘦下來，肚子小下來，慢跑可使身體充分活動開來，有助於練功的有效習練。

慢跑活動要有一定要求，才能收到好的效果。根據我多年的體會，總結出幾個要領，我將其稱為為「六字要訣」：

1.慢　就是不要快，不要急，口微閉，自然呼吸。呼吸不要急促，以不喘氣為準。

2.鬆　就是全身放鬆。鬆與緊是相對的，徹底放鬆就會癱倒在地。放鬆就是不用力，不緊，不僵，各關節的彎曲部位不成死角，頭要虛領頂勁，含胸沉肩，雙臂自然下垂擺動，腰、胯、膝、踝都要放鬆。思想入靜才能放鬆，心猿意馬必然緊張。鬆則通，鬆了就易於氣血周流，達於四肢末梢。

3.靜　指的是思想入靜。慢跑本來是動，思想要靜，但腦子也要支配四肢，所以靜是相對的，靜中有動，動中有靜。靜主要是心神平靜，坦然自若，不想事情，這有益於中樞神經得到調整、修補和恢復。

4.顛　就是身子顛起來，全腳著地，易於放鬆，著地後反彈起來。要注意腳跟著地不可過重，否則會對腦有震動。所以要顛，是為了在慢跑時不僅使四肢得到運動，而且使人體的每個器官都好像在顫動，使五臟六腑在腹內「踏、踏、踏」地震抖，使整個身體從外到裡都動起來，而達此目的不鬆也是不可能的。因此鬆是顛的基礎。

5.抖　就是雙手要抖動。只要全身放鬆，雙臂放鬆，手掌放鬆，跑動顛起來，手掌、手指自會隨跑顛的頻率而抖動。手的抖動很重要，我國傳統的健身球和搬指法加強手指的顫動。手指抖顫能有效地加強手指末梢的血液循環，而微循環的改善能改善心血管的血流狀態，加強人體的代謝能力。人體的十二正經都從手經過，通過手的抖動，可以直接調整人體各臟腑之間的協調平衡。

6.守 就是精神內斂，意守下丹田。雙臂和十指自然彎屈、放鬆，圍繞小腹兩側隨跑步頻率自然擺動，手心向內。這樣做是為了守氣、養氣，使氣不外跑、外漏。當然這也是相對而言。孟子說：「吾善養吾浩然之氣」，道理即在於斯。

按以上要訣每天清晨慢跑二十分鍾左右（作為預備式跑上十分鐘也可以），天長日久可使神經系統得到良好調整，保持其敏銳而不遲滯，使四肢百骸運轉靈活，身輕步捷，不僅身材富有風度，而且血脈暢通，筋骨舒張，保持肌肉彈性良好，使五臟六腑的功能在有節律的顫抖中得到恢復和強化，促進新陳代謝、內分泌旺盛，從而獲得祛病延年的效果。

預備式二：沐浴脊側功

脊椎兩側是膀胱經運行的部位，這裡穴位密布，而且都與內臟器官有密切聯繫，如膀胱俞、小腸俞、大腸俞、氣海俞、腎俞、三焦俞、胃俞、脾俞、膽俞、肝俞、膈俞、督俞等等。經常按摩此處，可恢復和強化這些器官的功能，增強免疫力。我們把沐浴脊側作為預備式之一，除了能收到上述效果外，還可使身體氣血周流，活氣活血，通身溫熱，益於練功。

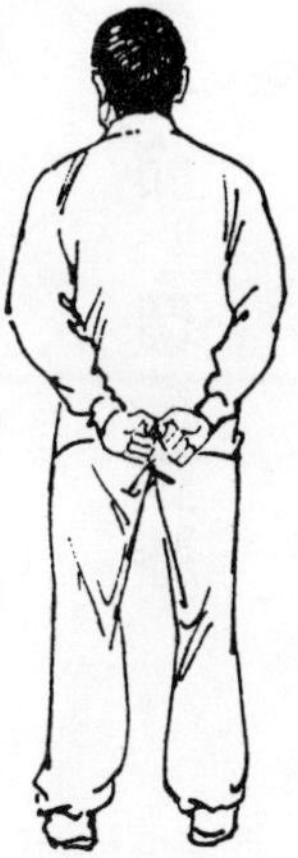

圖 1

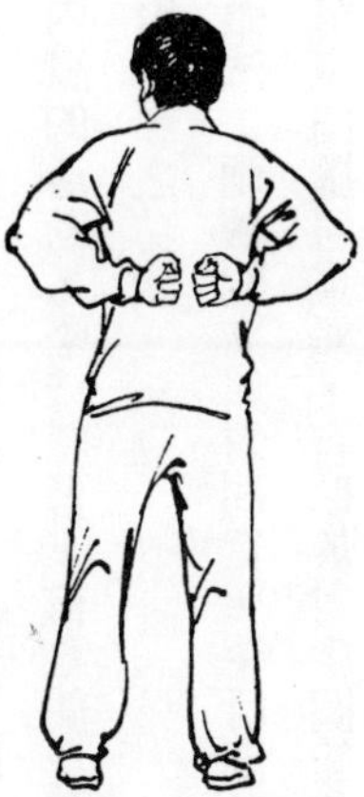

圖 2

做法：兩腳並立與肩同寬，平行向前，全身放鬆，兩手握拳，分別伸向背後，用拳背的骨節處反覆摩擦脊椎兩側，使以上穴位均能得到按摩（圖一—二）。

第一部 珠璣運轉

「珠璣運轉」顧名思義就是活動周身的關節。人體骨骼由二〇六塊骨頭組成，骨與骨之聯接處即為關節。在人的一生中，關節對人體的影響甚大，若不能很好維護，會給人帶來諸多的病苦和煩惱，比如有的人可能因外部傷害而致殘，有的人可能因風濕而致疾等等。

此外，隨著人年齡的增長，關節、骨骼也會逐步老化、僵硬，運轉不靈。為防止對關節的損害，除了必要的保養和治療外，更重要的是要加強鍛鍊，調動、激發自身潛能，恢復、修補、強化其固有機能，延緩、推遲其老化遲滯過程。「珠璣運轉」就是達到這個目的的一部有效功法。此功法的主要作用，就是活動周身關節，首先從下肢做起，節節上升，這有利於站立穩固，不會出現頭重腳輕的現象，而且前一節給後一節做準備，循序上升。

第一節　環繞雙膝

此法淵源久遠，是我國武師們練功前的準備動作。它雖然重點活動在膝部，但同時帶動踝關節，直至腳掌、腳趾，以及胯、腰、腹部和肩、胸的晃動運轉，並隨動作和呼吸的變化牽動內臟的活動，堅持練習，自會使身體鬆柔，關節靈活，可防治膝關節疾病，還有驅腎邪、滋腎清熱之功能。

做法：兩腳開立與肩同寬，平行向前，屈膝半蹲，左右手掌各挾按在左右膝蓋上，如此可使勞宮向膝蓋貫氣，有助於對膝關節的調養和傷病的治療（圖三）。

具體步驟：

1　雙膝先從前向左、向後旋轉，這時吸氣，再向右向前旋轉，這時呼氣。動作快慢與呼吸同步（圖四）。如此做八—十二次。

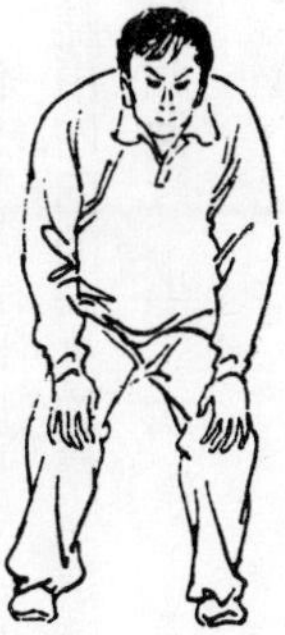

圖 3

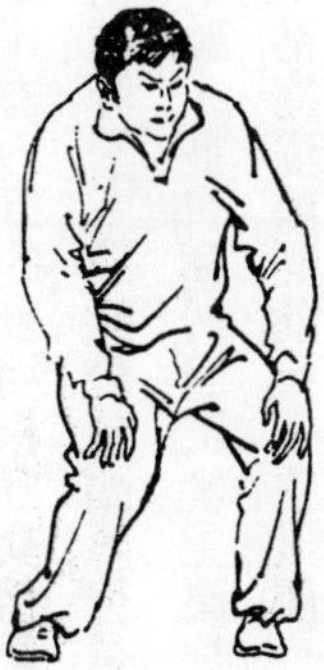

圖 4

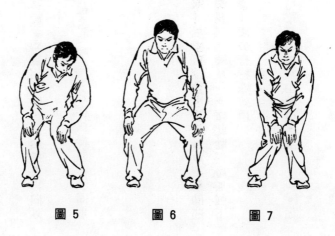

圖 5

圖 6

圖 7

2 雙膝從前向右向後旋轉，這時吸氣，再從後向左向前旋轉，這時呼氣。動作快慢與呼吸同步（圖五）。如此做八—十二次。

3 雙膝先向外開，再向前向裡旋轉，這時吸氣，當旋至兩膝相並時，兩膝撐直再向外旋轉時呼氣。動作快慢與呼吸同步（圖六）。如此做八—十二次。

4 雙膝由內向前向外旋轉，這時吸氣，再向後向裡合時呼氣，動作快慢與呼吸同步（圖七）。如此做八—十二次。

第二節　擊打承山

此法是用左右腳的腳弓相互交替擊打左右腿的承山穴。承山穴位於小腿比目魚下部的凹陷處，俗稱腿肚子下邊的分肉間，它是足太陽膀胱經上的要穴（圖八）。做此動作可加強下肢關節的活動，並有利於膀胱經上諸症的防治，對消除腿部疲勞有特殊效用。

做法：站立姿勢同前，雙手叉腰（圖九）。

先用右腳弓擊打左腿承山部位（圖十），再用左腳弓擊打右腿承山部位（圖十一）。如此交替進行，各擊打八—十二次，共十六—二十四次。

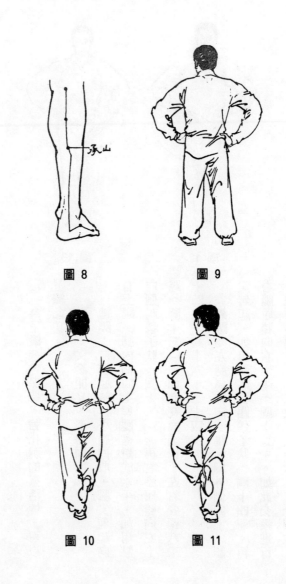

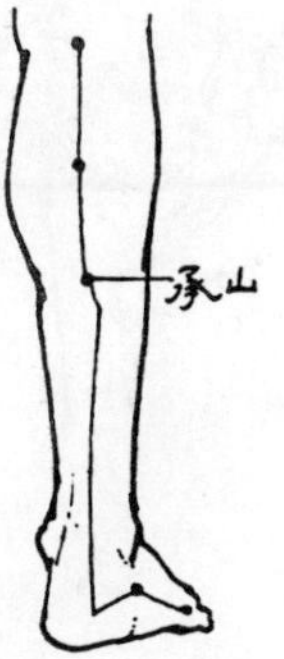

圖 8

圖 9

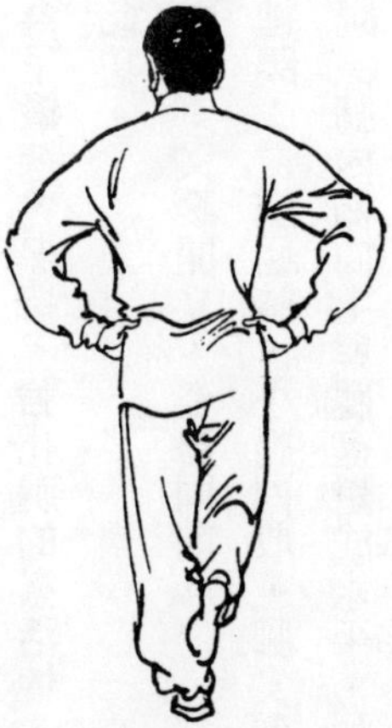

圖 10

圖 11

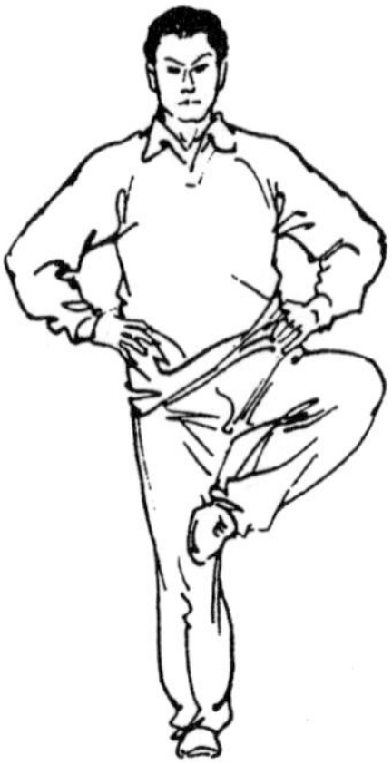

圖 12

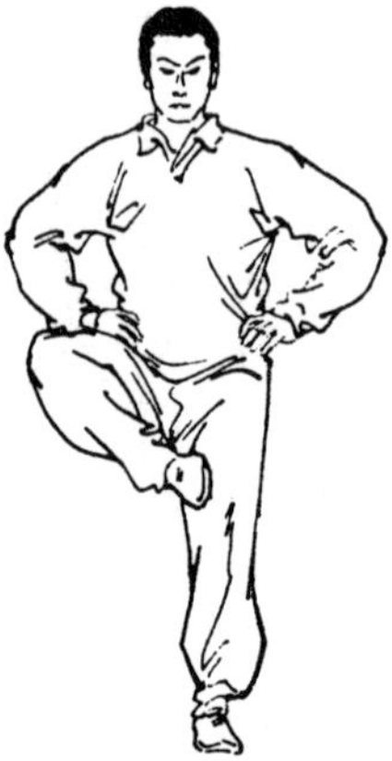

圖 13

第三節　裡踢外擺

為了鍛鍊，保持、強化腿的靈活性，可以習練此功。

做法：叉腰開立，姿勢同前。

裡踢：左腿屈膝，小腿內收，腳尖勾起向右上踢，腳內側向上與腿盡量成水平，如用腳內側踢毽子狀（圖十二）。再右腳屈膝向左上踢（圖十三）。如此交換進行，左右各踢八—十二次，共十六—二十四次。

外踢：左腿屈膝向上踢，腳外側向上，腳尖勾起，如用腳外側踢毽子狀（圖十四）。再右腿屈膝向右上踢（圖十五）。如此交換進行，左右各踢八—十二次，共十六—二十四次。

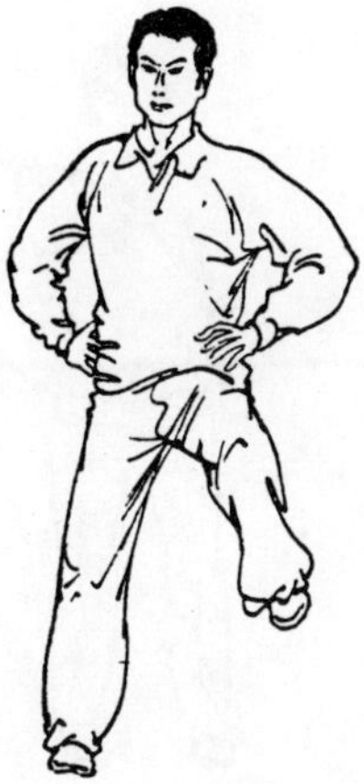

圖 14

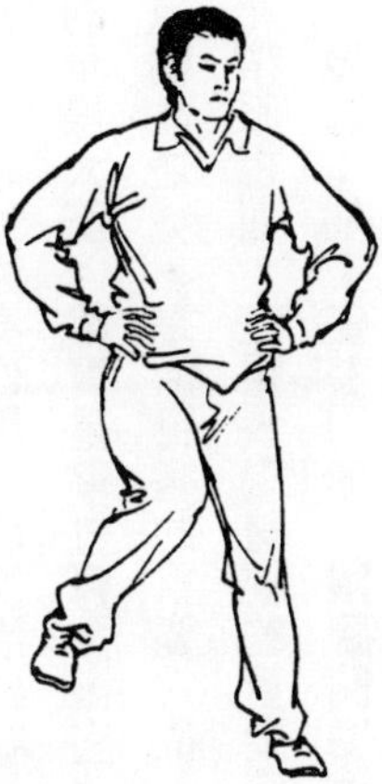

圖 15

第四節　搖動天柱

此動作也是傳統武當派的功法之一，主要是活胯，但它牽動全身上下關節，使周身關節都能得到活動，同時牽動周身經絡，下至足三陰、足三陽，上至手三陰、手三陽，以及任、督、帶、沖等脈，能平衡陰陽，扶正祛邪，使表裡受益，上中下三盤兼練。

做法：站立姿勢同前。兩手掌心向上，右上左下相貼於小腹下，右手拇指指甲嵌入左手拇指指甲內，全身放鬆（圖十六）。以會陰為中心，帶動胯、臀、晃動划平圓，晃動的圈要盡量大些。向前晃動時，注意能使胯部折窩凸出。先向左向後晃動，這時吸氣，從後向右向前晃動時呼氣，連續做八—十二次。再反過來向右向後晃動，這時吸氣，從後向左向前晃動時呼氣，連續做八——十二次。

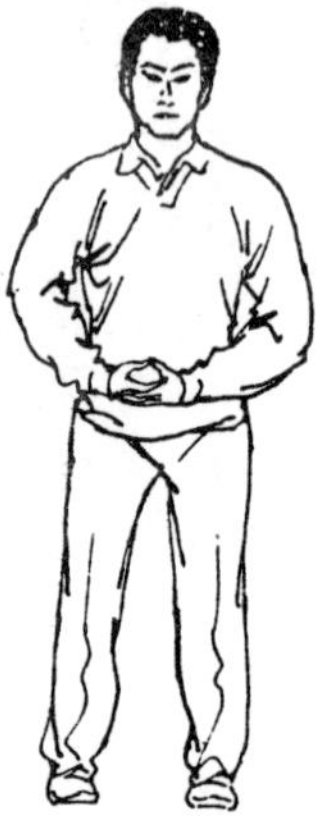

圖 16

第五節　拍肩擊腎

這個動作主要是活動腰部。拍肩即拍打肩井，它位於肩上凹陷處，約在大椎與肩峰之中點（圖十七），是足少陰膽經經穴。經常震擊肩井，可起到強身作用，能醫治諸虛百損，五勞七傷。其實確切地說是拍打頸部向兩肩連下來的兩條大筋。擊腎是擊打腎俞，它位於第二腰椎棘突下旁一寸五分處（圖十八），乃腎臟之氣輸注之處，是治腎病的重要穴位。腎為「作強之官，智巧出焉」，腎俞與膀胱表裡相通，和帶脈相連，是足太陽腎經的重要穴位，經常按摩擊打可益腎助陽，納氣利水。

做法：站立姿勢同前。兩腳開度稍大於肩。全身放鬆（圖十九）。以腰為軸，先向右轉動，帶動雙臂、雙手，手呈半握拳，左手往上擊打右肩井，拳心向內，右手往下擊打右腎俞，拳心向外（圖二十——二十一）。然後再向左轉腰，右手上拍左肩井，拳心向裡，左手下打左腎俞，拳心向外（圖二十二）。如此左右各擊打八——十二次，共十六——二十四次。最好向

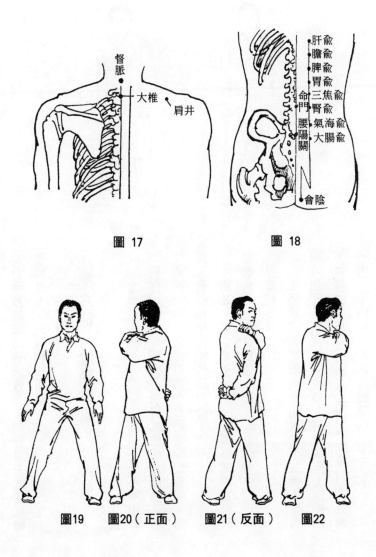

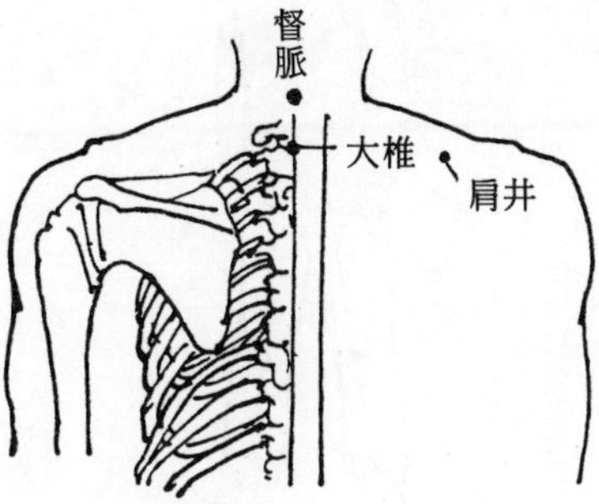

圖 17

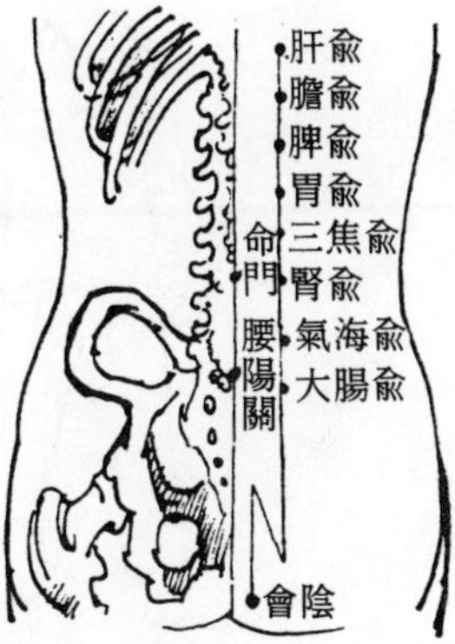

圖 18

圖19

圖20（正面）

圖21（反面）

圖22

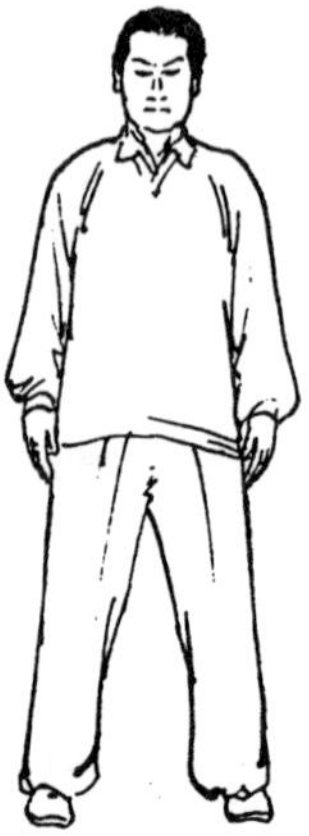

圖 23

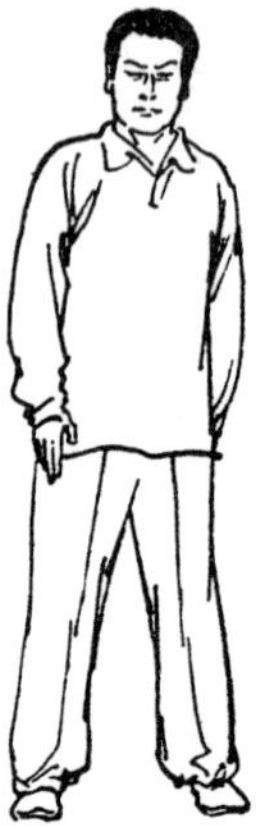

圖 24

左右轉腰時頭均轉向後方，向後看去，這樣轉動幅度大，更有利於活腰。

第六節　滾動雙肩

「滾動雙肩」是為了活肩。在武術中有「肩打」一法，因此必須肩部靈活。從健身養生角度來講，活肩可防治肩周炎和頸椎病。為此又有多種變化和特殊姿勢。

做法：站立姿勢同前。兩臂自然垂直貼於身體兩側，全身放鬆（圖二十三）。

具體步驟：

1. 雙肩交替從前向上向後向下旋轉，雙肩同時划圓，幅度要大。當左肩從後向上向前向下旋轉時，恰是右肩從前向下向後向上旋轉（圖二十四）。如此各旋轉八—十二次。

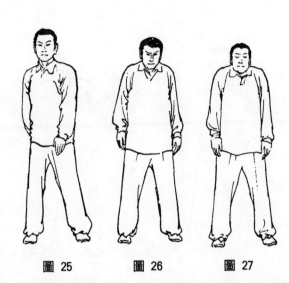

圖 25　圖 26　圖 27

2. 雙肩交替從後向上向前向下旋轉，與第一步方向相反，雙肩亦同時划圓，幅度要大。當左肩從後向上向前向下旋轉時，恰是右肩從前向下向後向上旋轉（圖二十五）。如此各旋轉八—十二次。

3. 雙肩同時向前向上向後再向下旋轉，當雙肩向後轉動時，頭要盡量前伸以拉長頸部，使頸椎得到適度牽引（圖二十六）。連續做八—十二次。這種自我牽引比醫院用機械牽引的效果好得多，第一是有氣貫頸椎，第二是隨時可做。

4. 雙肩同時自後向上向前向下旋轉，當雙肩轉到最高點時，頭頸向下緊縮，使頸部肌肉、血管、經絡、頸椎關節得到按摩（圖二十七）。連續做八—十二次。這些動作對預防和治療頸椎病有特殊療效。

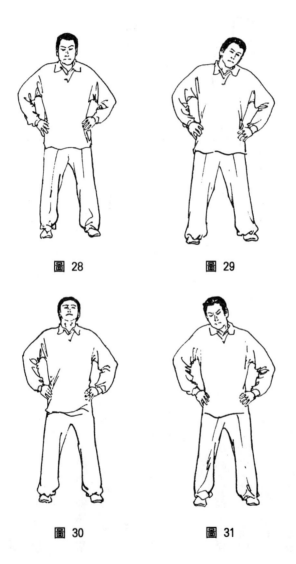

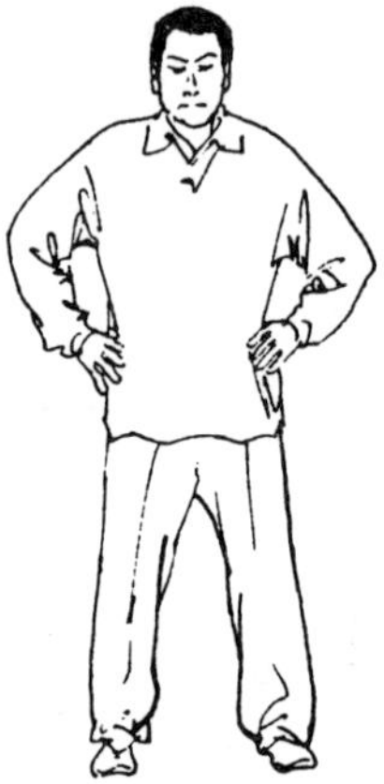

圖 28

圖 29

圖 30

圖 31

第七節 旋頭轉頸

「旋頭轉頸」顧名思義就是轉動頭頸。它對提高頸部的靈活性，疏導經血，防治頸椎病有著顯著的收效。

做法：站立姿勢同前。雙手叉腰，全身放鬆（圖二十八）。頭先向左向後不停頓地從後向右向前旋轉，速度適中，不宜快速，自然呼吸。連續做八—十二次。再反過來向右向後向左向前旋轉（圖二十九—三十一）。連續做八—十二次。

第八節 搖頭晃腦

這個功法很少見，係本人在武術挖整工作中學得，堅持習練多年，效果甚佳。練習此功能收到健腦開智，強化腦下垂體及性腎美容的作用。

做法：站立姿勢同前。全身放鬆，兩臂自然下垂，頭微低，頭部、頸部極度放鬆（圖三十二）。

呼氣時用意念帶動頭部左右自然搖擺晃動，口發「不」音，一口氣連續擺動（圖三十三—

圖 32

圖 33

圖 34

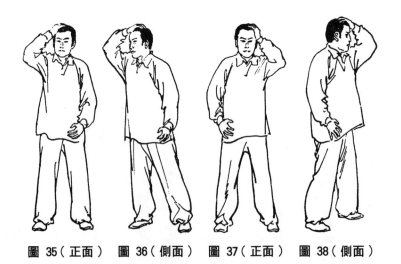

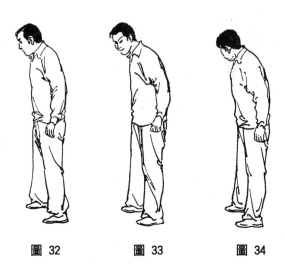

圖 35（正面）

圖 36（側面）

圖 37（正面）

圖 38（側面）

圖三十四）。連續做八—十二次。

只有此功，可使面部肌肉自然抖動，使腦子得到晃動，同時還可帶動脊椎及上身的放鬆抖動。

第九節 玉指梳頭

頭為六陽之首，隨著年齡的增長，腦動脈會逐漸硬化，以及出現脫髮、白髮現象，經常梳理可促使經絡暢通，活躍氣血，輸血營養充足，對減緩腦血管硬化，防止頭痛腦脹、腦貧血以及推遲脫髮、白髮均有明顯效果。

做法：兩手交替用手指從額向腦後梳理頭部，用力不宜過重（圖三十五—三十八）。連續做三百下。

第十節 扣打四聰

四聰穴在百會四周，旁開一寸處，它與腦子聯繫密切，與人的才智、記憶有關，經常用手指輕輕扣打，可增強記憶，益智開慧，清醒頭腦，消除頭痛。而且這個部位經常是率先脫

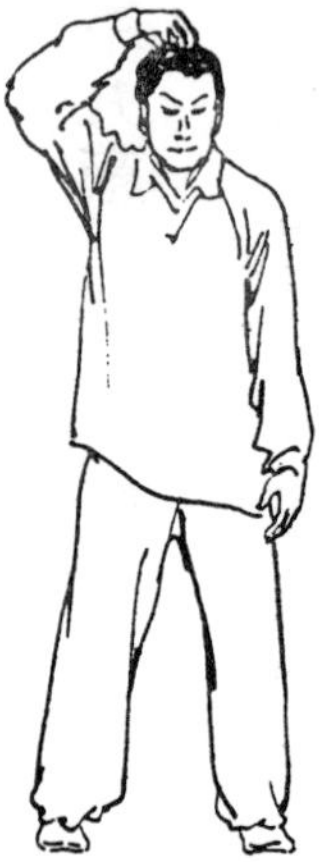
圖 39

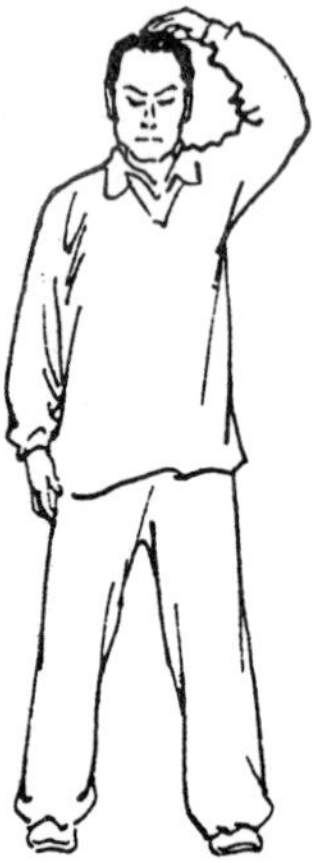
圖 40

髮的地方，經常扣打，可延緩、推遲此部位頭髮的脫落。

做法：站立姿勢同前。一臂下垂，一臂上舉過頂，然後屈腕，五指下垂成爪狀扣打四聰穴（圖三十九—四十）。呼吸自然，扣打一百下，再換手扣打一百下。

第十一節　浴面摩頸

隨著年齡的增長，除了運轉關節外，加強一些頭部按摩，是十分必要的，何況在做了搖頭晃腦、玉指梳頭、扣打四聰等動作後，頭髮會有些零亂。通過浴面動作還可以順勢梳理一下頭髮，所以在這部功法中加上了浴面摩頸一節。

浴面：當人進入中年以後，面部皺紋就會

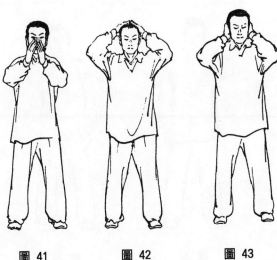

圖 41

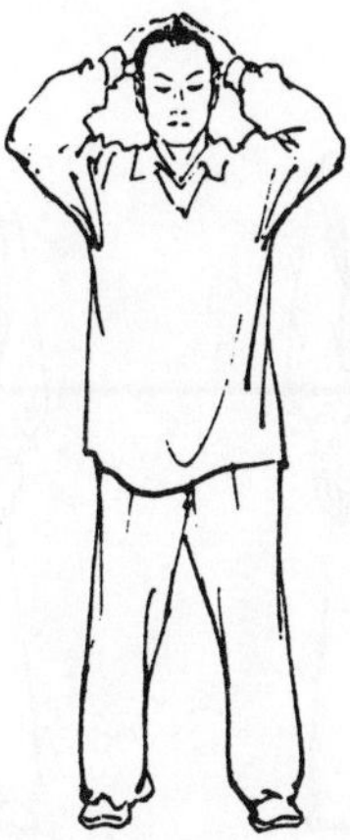

圖 42

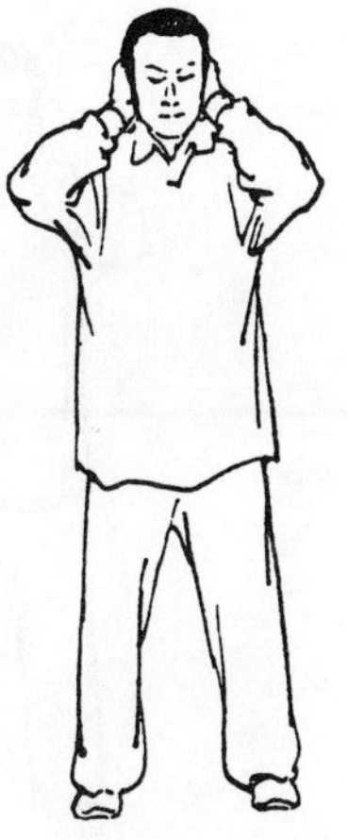

圖 43

逐漸增多，而且面部肌肉也會慢慢下墜。如果每天能從下往上輕輕按摩，會使面部出現皺紋和面部肌肉下墜的速度減慢，所以中老人年注意做此動作。

做法：站立姿勢同前。雙掌上舉成八字掌，掌心貼於面部兩腮，兩手中指交於鼻梁下端。兩手中指不離開向上走，帶動兩掌輕輕往上搓摩。當兩手中指過百會後，兩掌心壓著于扇往下行。全身的重要穴位在耳朵上全有聯繫，如此按摩等於按摩全身要穴。當兩掌心至兩腮時中指再相接於鼻梁下端（圖四十一—圖四十三）。連續做八—十二次。天長日久，自會春顏長駐。

摩頸：就是用手掌摩擦頸側。隨著年齡的增長，頸部血管會逐漸硬化，有些神經會逐漸遲鈍，頸部肌肉也會逐漸鬆弛。每天摩擦頸部

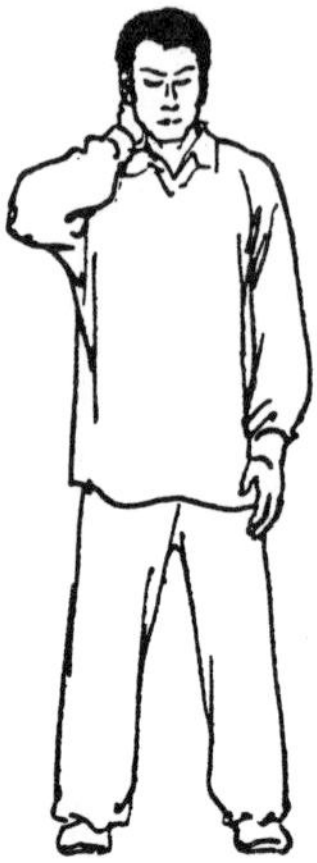

圖 44

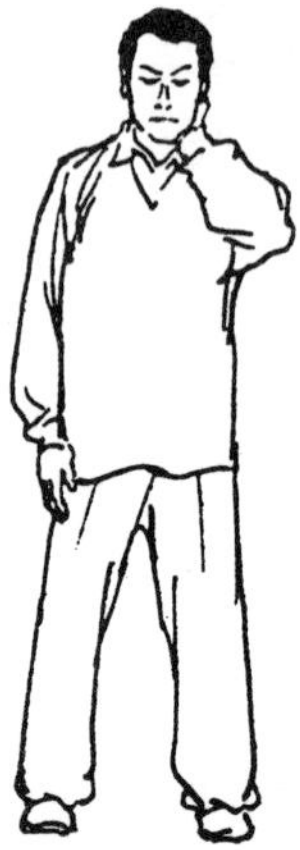

圖 45

可延緩頸部血管硬化，使神經經絡保持活力，使頸部肌肉保持彈性。

做法：站立姿勢同前。右手掌先舉起貼於頸右側向後摩擦，掌心到達玉枕後再往回拉摩擦；當掌根抵達喉部時再向後摩擦。一去一回為一次，共做十六—二十四次。右掌擦完後左掌同右掌一樣向後向前摩擦頸左側。也做十六—二十四次（圖四十四—四十五）。

第十二節　拔耳鳴鼓

隨著年齡增長，耳膜會逐漸內陷，往往會出現耳鳴、水響，甚至聽力減退。

對於中老年人來說加上這一節功法，會減少耳疾保持聽力。

做法：

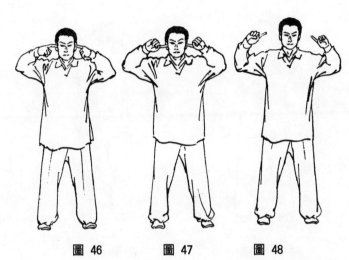

圖 46　　圖 47　　圖 48

拔耳：站立姿勢同前。兩臂屈肘用雙手食指插入雙耳，先將食指肚向後稍插緊，然後向下向前轉，掌食指肚轉向正前方時猛向外拔，猶如把耳朵眼內空氣擠出向外拔一樣，有利於避免耳膜內陷（圖四十六—四十八）。連續做八—十二次。

鳴天鼓：站立姿勢同前。兩掌掌心捂住耳孔，兩手中指按於臚骨下沿上一寸處，食指壓在中指上，兩食指同時稍用力下滑擊打臚骨下沿，會發出咚咚的響聲，如打雷聲音一樣。古代人認為打雷就是雷神擂鼓，所以這個動作叫做「鳴天鼓」。

用這種方法震動聽覺神經，使之保持敏銳性，自然有助於保持聽力（圖四十九—五十）。連續做八—十二次。

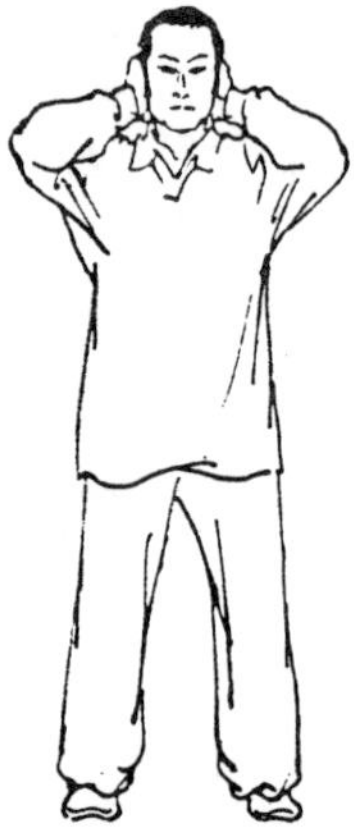

圖 49（正面）

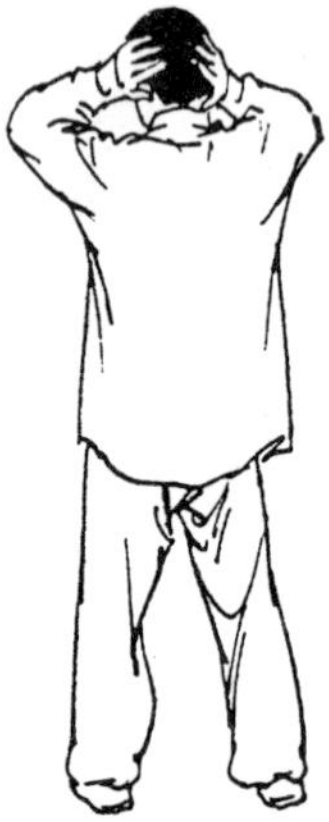

圖 50（反面）

第二部　潤臟澤腑

人除了要有強壯靈活的軀體外，還要有健康優質的內臟。各個臟腑功能良好，相互協調，能使人陰陽平衡，通利排泄，分泌正常，病不能侵，而且精力充沛，神采奕奕，耳聰目明，頭腦敏銳地學習和工作，幸福愉快地度過一生。《靈樞・天年篇》載：「黃帝曰：其不能終壽而死者何如？歧伯曰：其五臟皆不堅，使道不長，空外以張，喘息暴疾，又卑基牆，薄脈少血，其肉不石，數中風寒，血氣虛，脈不通，真邪相攻，亂而相引，故中壽而盡也。」由此可見鍛鍊臟腑之重要。

這部功法共七節，每節雖各有側重，但又相互聯繫，相互影響，相互制約，相互促進。

第一節　開肺健胃

此功是傳統的武當秘傳功法，向外界極少傳播。練習此功主要是加強肺的鍛鍊和胃的運轉。

肺主氣，司呼吸，主皮毛。肺又主肅降，通調水道，輔助心臟進行血液運行。肺開竅於鼻，是人體內極其重要的器官。肺有五葉，一般人的肺葉均未能充分調動起來，肺小泡也未能充分使用。如果將肺葉、肺小泡的功能充分調動起來，對強壯人體、延長人的壽命是非常有作用的。

胃的主要功能是容納食物和消化食物。胃功能的良好或衰弱不但影響各個消化器官的機能，還關係到整個臟腑營養的補給以及人體本身的強壯或衰弱。為此五行學說將胃稱之「土」，土生萬物，可見胃的重要程度。脾與胃為表裡，一臟一腑互相配合，共同完成消化功能。

此功法通過雙臂升降、開合、折疊、屈伸、回環、運轉，以及分直立、半蹲、全蹲，上中下三個層次的練習，導引肺的前後開合，加強吐納呼吸，調動肺的潛能，擴大肺活量；帶動胃的上下運轉、伸縮蠕動，收到醫胃、健胃的功效，恢復和強化胃的功能。此外，還對調動十二正經、奇經八脈有著良好效果，對血壓亦有調節作用。

做法：兩腳開立與肩同寬，兩臂自然垂於身體兩側，全身放鬆，平心靜氣（圖五一）。

1.站式：兩手外旋，掌心朝前，雙臂緩緩經左右兩側往上劃弧，至兩肩相平時掌心朝上，繼續向上劃弧，使兩掌交於頭頂合十（圖五二—五四）。雙掌沿頭頂、額前、鼻端前下落肘尖前移，使兩手在腹前沿身體正中線劃一立圓後，掌背相貼（圖五六—五七）。指尖由下向內轉向上達於膻中部位，兩掌再向外轉成立掌，同時全腿屈膝半蹲，腳跟提起（圖五八—六二）。

2.半蹲：雙掌下落，在體前劃立圓翻掌後再向左右分掌，於頭頂合掌的上肢動作同上式「站式」，唯最後合十落掌時變雙腿全蹲（圖六三—六八）。

3.全蹲：雙掌下落，在體前合掌劃立圓的同時，全身隨手上提過渡到半蹲式，翻掌後再向左右分掌，於頭頂合十的上肢動作同「站式」（圖六九—七一）。

4.重複做一次半蹲，唯最後於頭頂雙掌合十時變直立，低提踵，以腳前掌著力（圖七二—七四）。

5.接雙掌下落合十，再做一次「站式」，至雙掌於頭頂合十後，兩掌內旋使兩掌指背相貼。然後五指分開，兩掌指相交叉，經額前、鼻端下降至膻中時，兩掌內旋，使掌心向外朝前叉掌推出；同時呼氣，腳跟落地（圖七五—八四）。

以上五個動作連續下來為一次，然後兩掌向下分落體側，如圖五一，再重複以上練習，

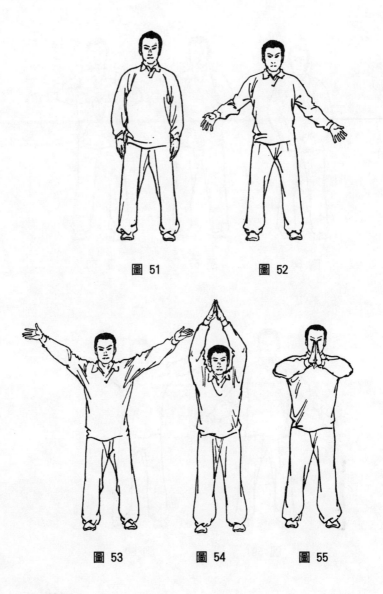

圖 51

圖 52

圖 53

圖 54

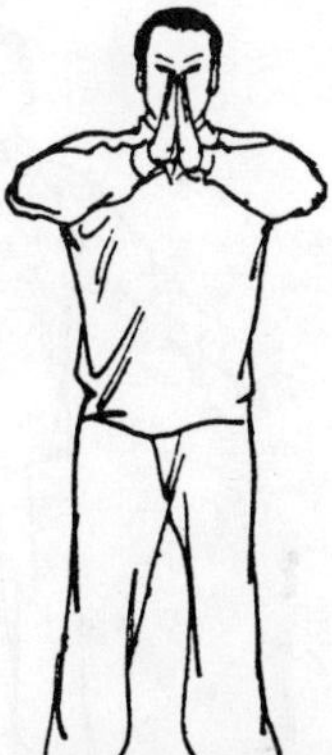

圖 55

圖 56

圖 57

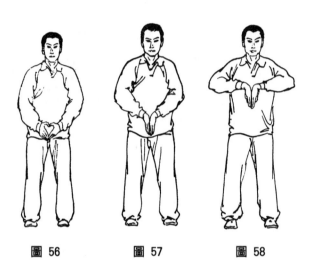

圖 58

圖 59

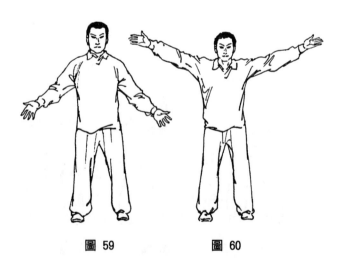

圖 60

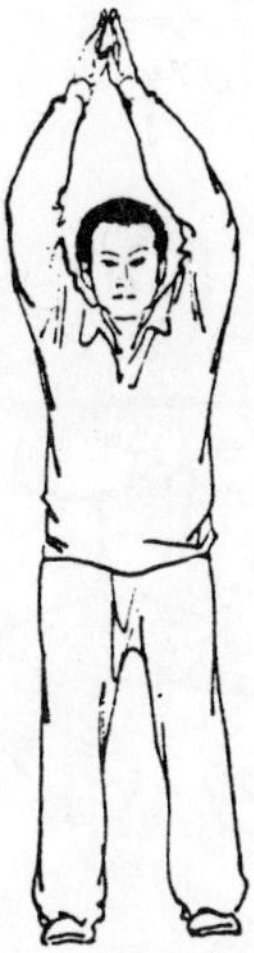

圖 61

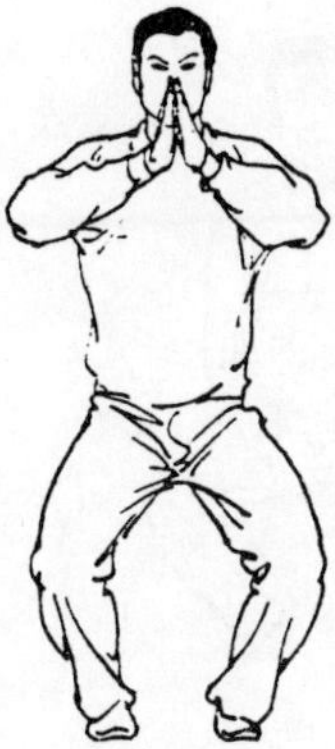

圖 62

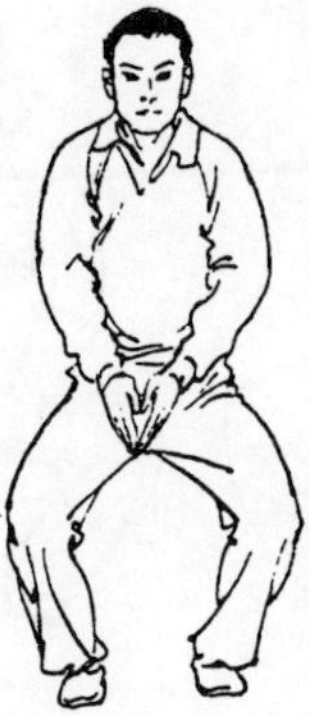

圖 63

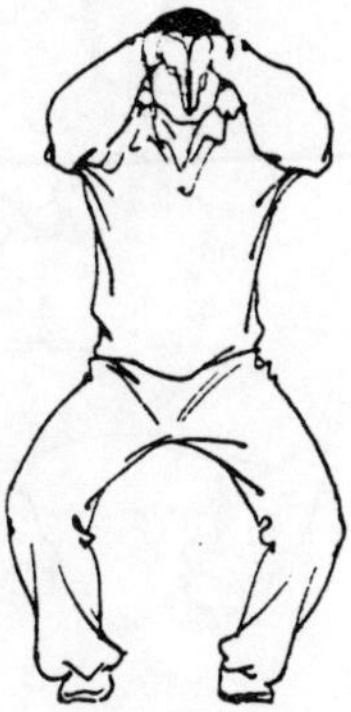

圖 64

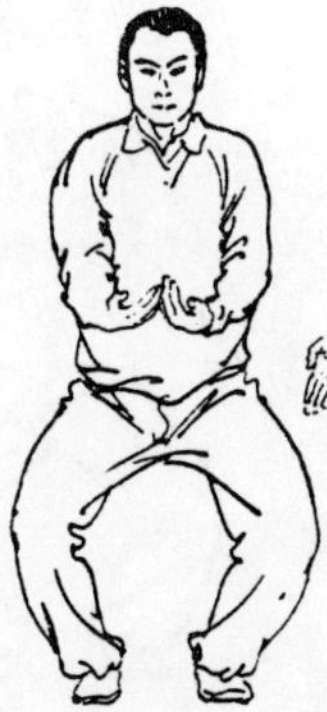

圖 65

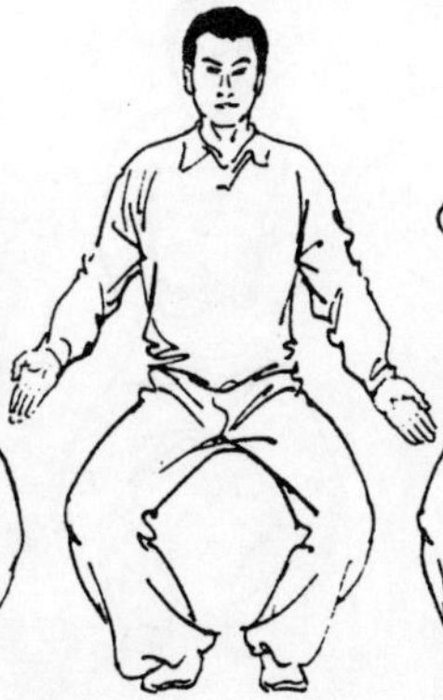

圖 66

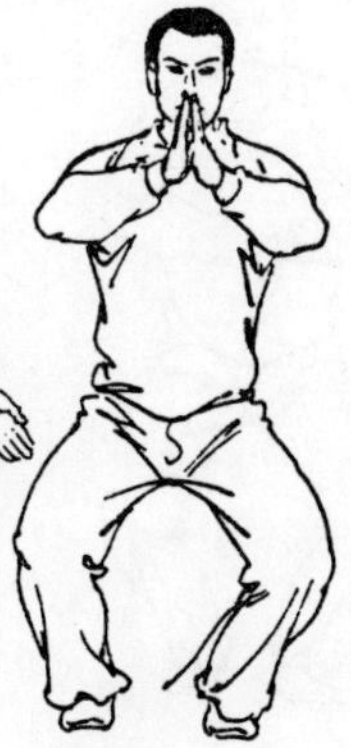

圖 67

圖 68

圖 69

圖 70

圖 71

圖 72

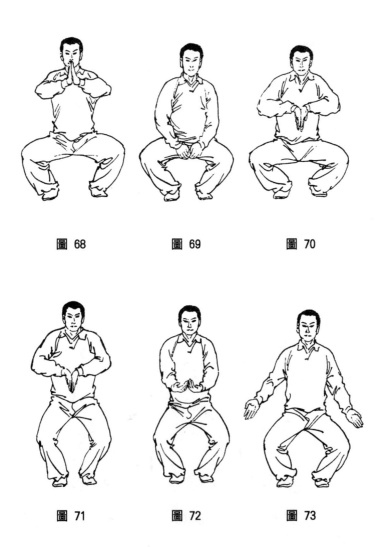

圖 73

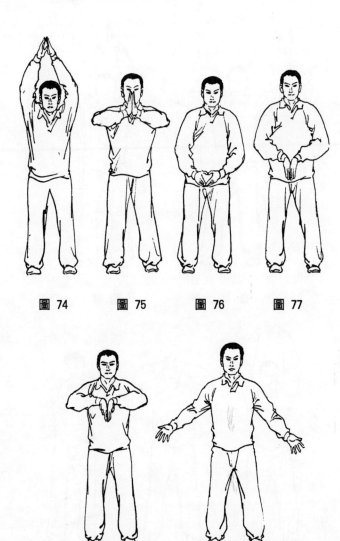

圖 74

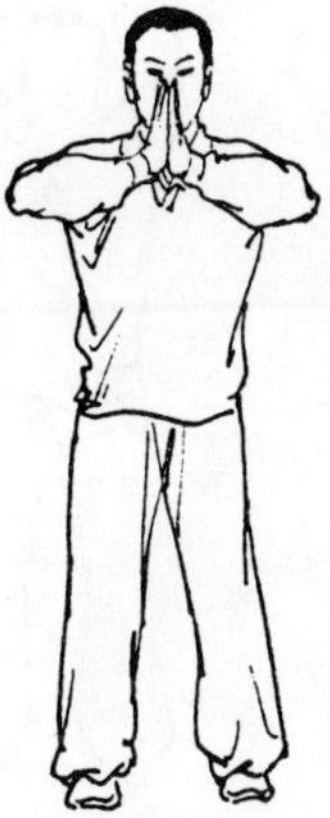
圖 75

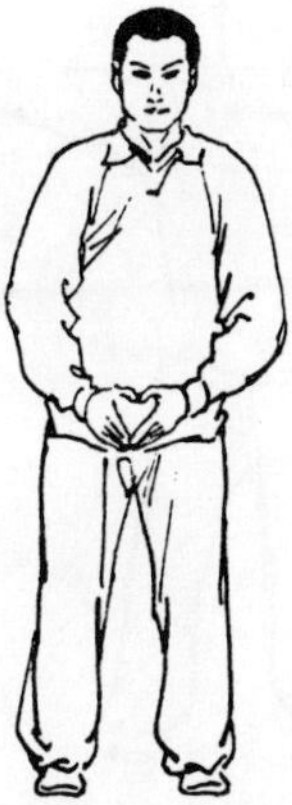
圖 76

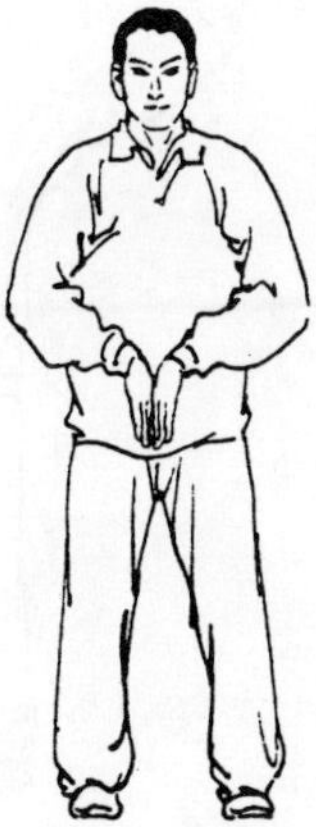
圖 77

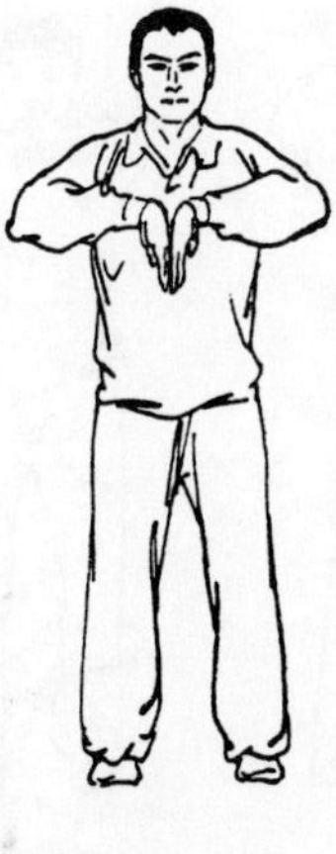
圖 78

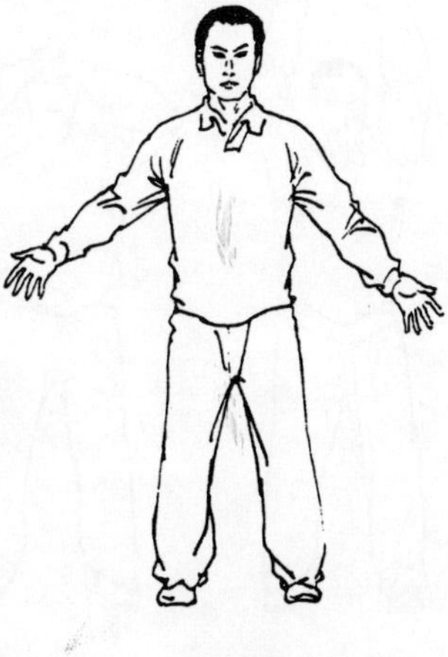
圖 79

圖 80

圖 81

圖 82

圖 83

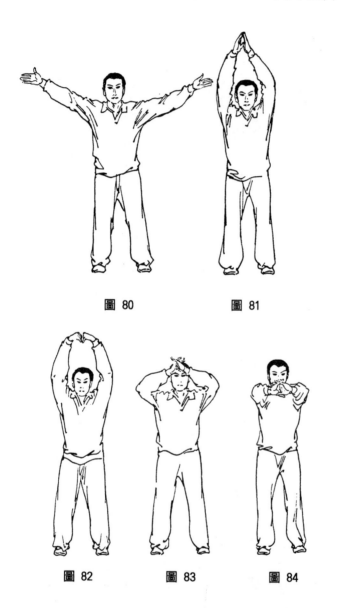

圖 84

共做三—五次。

第二節　心腎相交

心是腑臟中最重要的器官，有如天中之日。心主血脈，是血液運行的動力，人體的血液所以能夠循著全身的血脈運行不息，除了與氣的作用有關外，主要是靠心臟的活動而運行的。此外，心還有主神明的作用。

腎為先天之本，至為重要。它位於腰部脊柱兩旁，左右各一。腎主藏精，維持生長、發育、生殖機能，在全身水液的新陳代謝中起著重要作用。

心屬火，位居於上而屬陽；腎屬水，位居於下而屬陰。心火下降，腎水升騰，稱為「心腎相交」。兩臟互相作用，互相制約，以維持生理上的水火共濟的相對平衡。

此功法主要是通過心火下降、腎水升騰的鍛鍊，以保持心腎相交，協調平衡，養心壯腎，使心腎皆受益，消除因心腎不交而出現的疾病。另外，此功法還有通過意念導引體內病氣、濁氣、毒氣的作用，對消除體內其它器官的疾病也有重要收效。

做法：接上一節，兩手變俯掌，意想採攝前方木氣緩緩拉向胸前，掌心貼在胸上，把木氣注入心臟（圖八五—八六）。然後手指下垂下行，導引心火下降，當指端到達肚臍時，兩

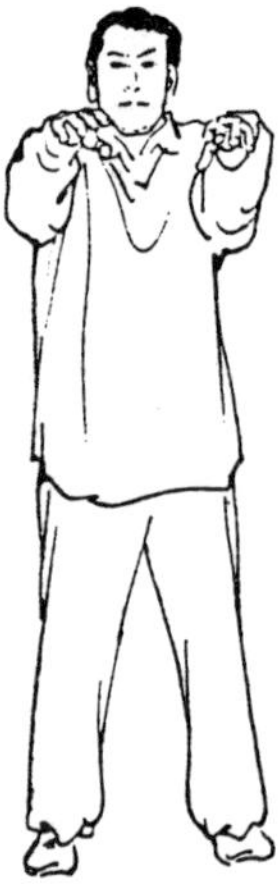
圖 85

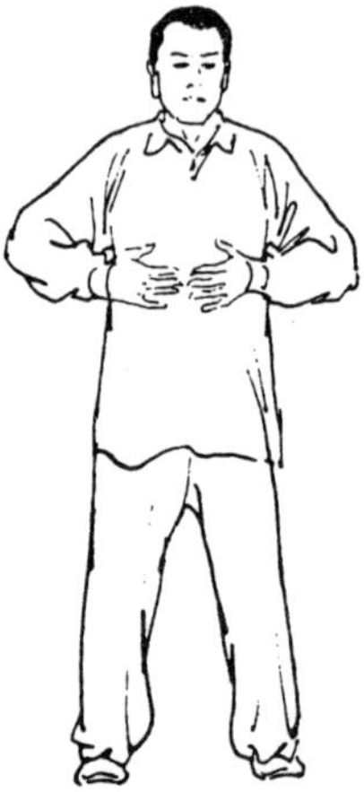
圖 86

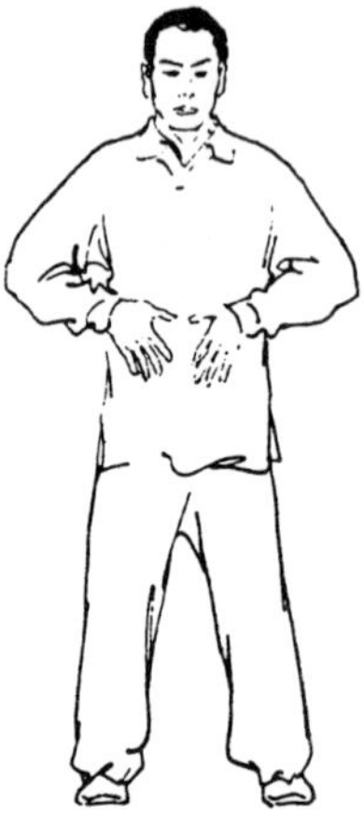
圖 87

手分向左右向前移，經過肝膽、脾胰部位至小腹再下行，並屈膝下蹲。意想導引腎、肝膽、脾胰、子宮、膀胱等器官的病氣、濁氣、毒氣下行入地（圖八七—九○）。

然後手指依小指、無名指、中指、食指、拇指捲起成拳緊握，意想把地下泉水攝取上來，雙腿緩緩直立，雙手分別向後，使拳眼對準雙腎，意想把水注入雙腎，使腎有溫熱感（圖九一—九二）。

雙拳上提，意想導引腎氣上行。當手不能上提時向兩側分開，向斜上方走，經腋下伸向前方，意想把體內病氣、濁氣、毒氣從大包穴導引出來（圖九三—九四）。

當雙臂伸直時，依次食指、中指、無名指、小指、拇指彈出，把導引出來的病氣、濁氣、毒氣彈掉（圖九五—九六）。

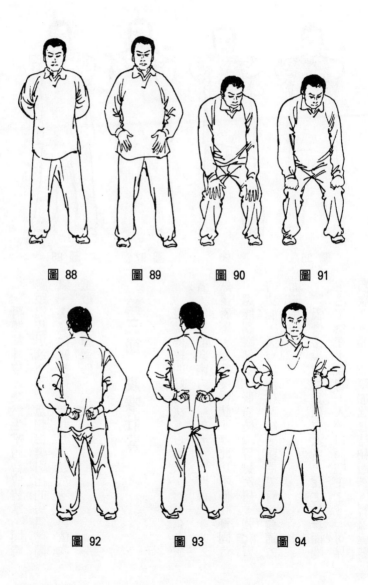

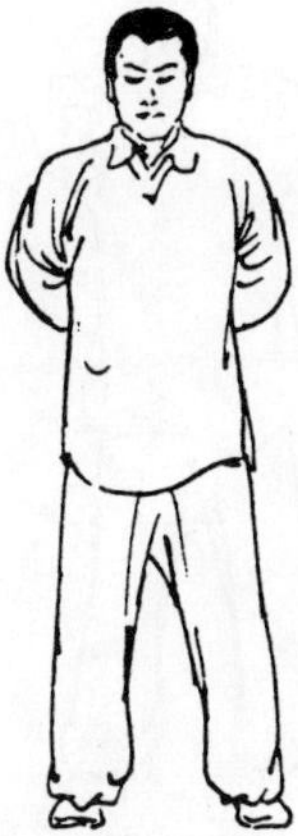

圖 88

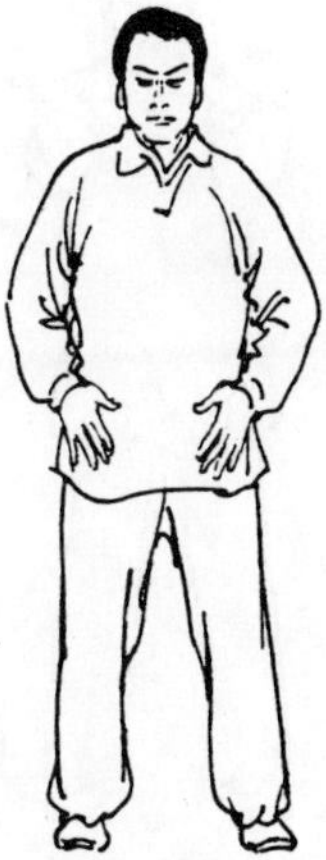

圖 89

圖 90

圖 91

圖 92

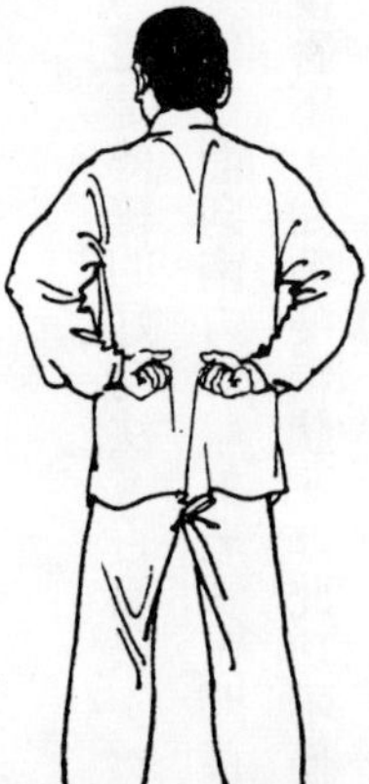

圖 93

圖 94

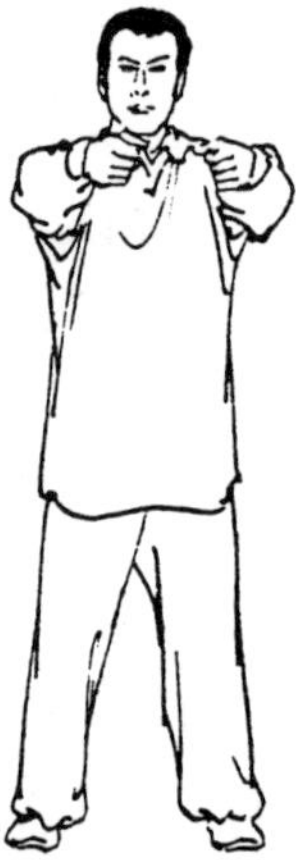
圖 95

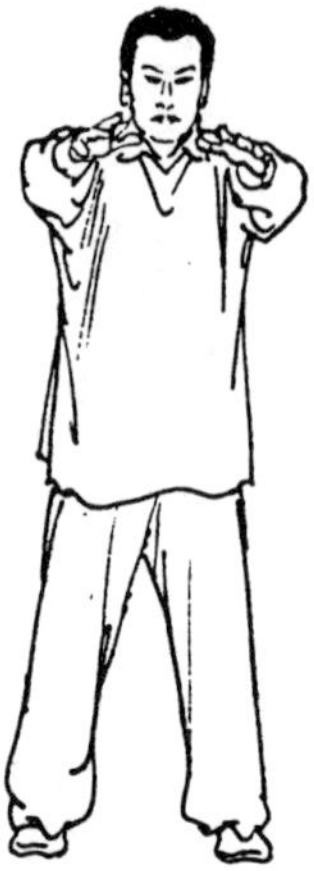
圖 96

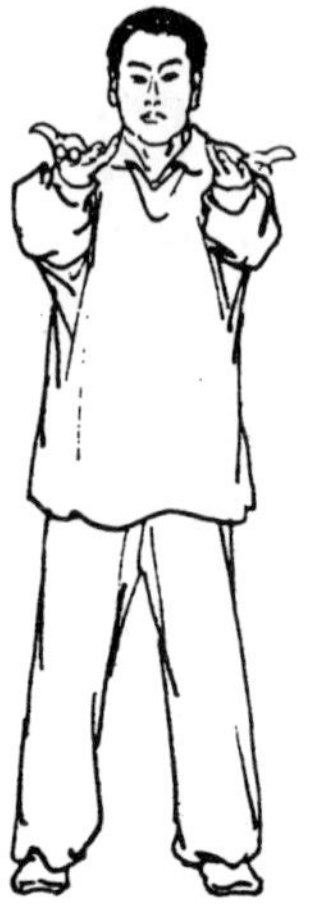
圖 97

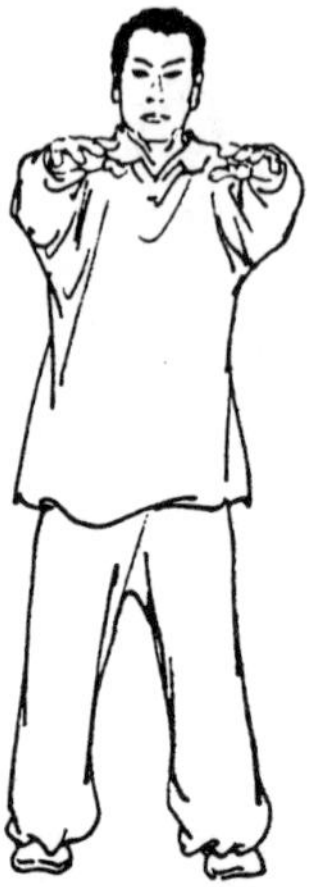
圖 98

再雙掌外旋，突然手掌內合成俯掌，同時腳跟提起迅速下落，意想把導引出的病氣、濁氣、毒氣徹底抖掉（圖九七—九八）。再依次重做，連續做四—六次。

第三節　潤喉壯腎

這是傳統的好功法。古籍云：「腎有久病者，每日面向南方，服氣七次，叩齒三十六，然後吞下，如咽哽物狀。」此功不僅壯腎固齒，還能潤喉健咽，既能防治腎臟疾病，強化腎的功能，又有益消化系統，防治氣管、食道方面的疾病。

張景岳說：「真氣在天者，受之於鼻而喉主之，氣在水穀者，入於口而咽主之。」可見咽喉之重要。故須加強修持和鍛鍊。腎為臟腑

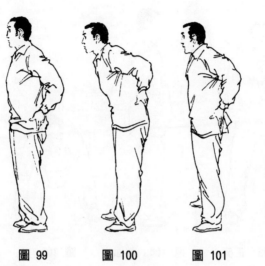

圖 99

圖 100

圖 101

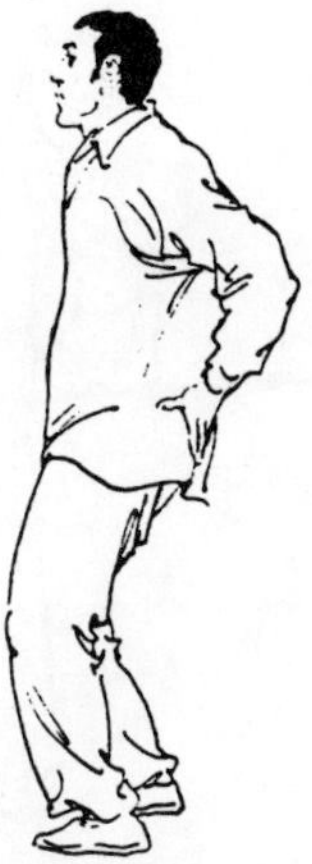

圖 102

之本，生命之源，它的主要功能是藏精、納氣、生髓、主骨，通於腦，司水液排泄，開竅於耳和二陰。宋代翁象川云：「精能生氣，氣能生神，營衛一生，莫大於此，養生之大，先寶其精，精滿則氣壯，氣壯則神旺，神旺則身健，身健則病少，內則五臟六腑，外則肌膚潤澤，容顏光澤，耳聰目明。」

做法：站立姿勢同前。全身放鬆，兩手反背，手指向下，拇指橫貼於腰的兩側，勞宮對著腎俞穴（圖九九）。先引勁服氣滿口，意想呑吃天氣、地氣、水穀之氣，如此可服氣多，服氣滿（圖一〇〇）。然後在口中咀嚼三十六次（圖一〇一）。

把氣和津呑入腹內。呑時如呑咽硬物狀，可發出咕響聲，以此爲宜（圖一〇二）。服下之氣以意導引至丹田。連續做五—七次。

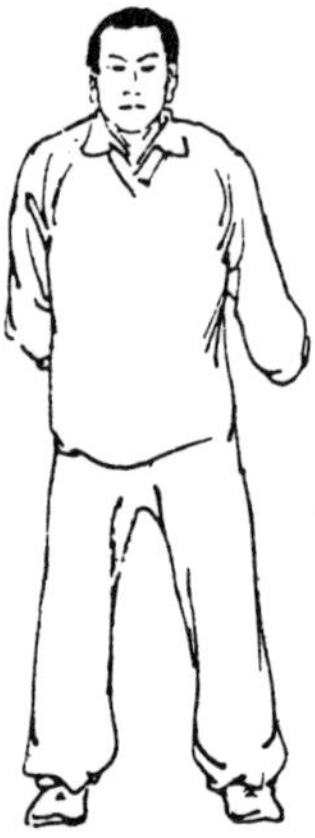
圖 103（正面）

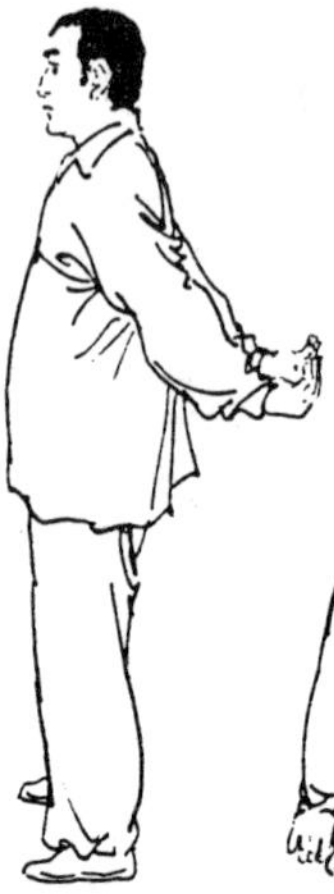
圖 104（側面）

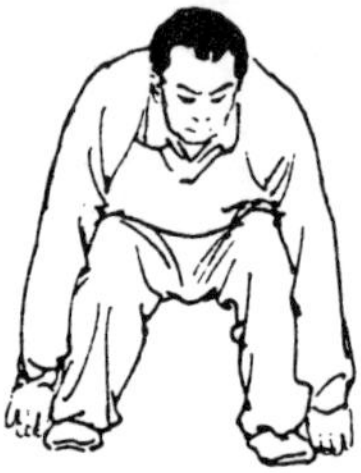
圖 105

第四節　調理三焦

關於三焦，李士材在《醫宗必讀》上曰：「肌膚之內，臟腑之外，為三焦也。」古本《難經闡註》中也說：「三焦者，托於內而護於外之一大囊也。」

三焦從部位上分，有上焦、中焦、下焦。上焦包括心肺，中焦包括脾胃，下焦包括肝腎等臟器；從功能上分，上焦指心肺的輸布作用，中焦指脾胃的消化轉輸作用，下焦指腎與膀胱的排泄作用。總的說來，它與體腔內所包含的各部分的氣化活動有關。調理三焦就是使它們各歸其位，很好地發揮其氣化作用，使其輸送水津養料和排泄廢料的道路暢通。

做法：從直立開始，吸氣時，雙手成勾手，雙臂盡力後蕩向上，當到達極限時轉入呼氣，雙腿迅速下蹲，雙手伸展雙臂隨之向下向前甩動，向下甩時，幾乎雙手觸地，繼之雙臂向前甩起，帶動雙腿直立起來，甚至把腳跟都帶動起來（圖一〇三—一〇五）。然後再重複做，連續做六—八次。

習練此功法不僅調理三焦，特別對老年人來說，由於年齡較長，往往下蹲困難，或下蹲後不易立起，習練此功即可使之下蹲或起立趨於自如。

第五節　舒肝利脾

人體右肋內下方有肝膽，肝主藏血，調節血量，肝性疏泄，主筋，開竅打目。膽藏膽汁，助胃消化。

左肋內下方有脾胰，主運化，流血，輸送營養，維持人體水液的代謝，合肉榮唇，這都是臟腑的重要器官，除了在「心腎相交」功法中有導引肝、膽、脾、胰等臟腑的病氣、濁氣、毒氣入地外，還要加強對它們的運化、疏導，舒肝利脾就是解決這個問題的功法。

做法：接前式。吸氣時兩手成勾手從大腿兩側向上划弧抬起，提腳跟，當兩手到達頭頂左右兩側時，極目遠視，意想鵬鳥懸空，屏氣蓄氣，然後轉入呼氣，腳跟落地，雙腿屈膝緩緩下蹲，勾手變掌徐徐從身體兩側下落，如鵬鳥從高空落地（圖一〇六—一〇八）。連續重

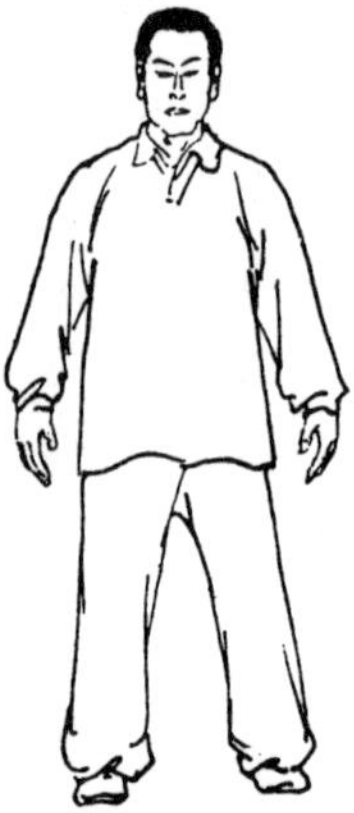

圖 106

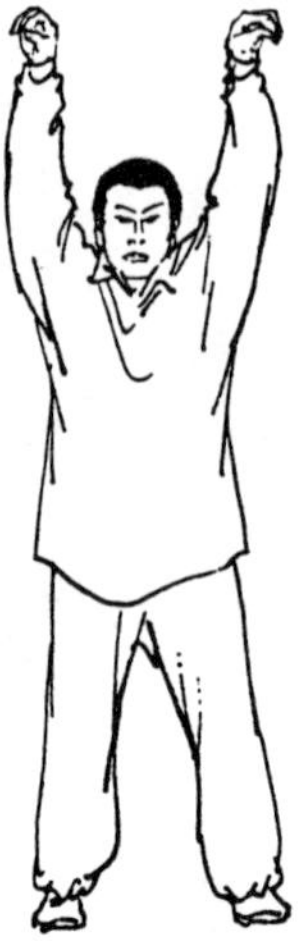

圖 107

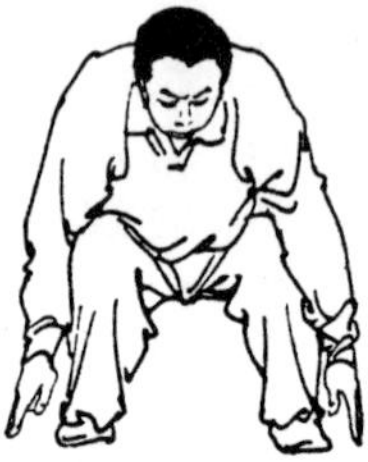

圖 108

複七—九次。

當兩手上提時，自然牽動肝、膽、脾、胰移動運轉；當兩手徐徐下落時，自然使之緩慢復位。如此這般使之上下升降移動運轉，加強其氣血周流，疏導代謝，特別是身體懸空極目遠望，直接涉及到這幾個器官的修煉。《性命圭旨》有云：「人之神發於目也……水火木金土五攢簇於此，肝、心、肺、脾、胃五臟鍾靈於此，唾涕精津氣血液之物結秀於此。」澄心極目遠望自會有益於這些臟腑。

第六節　敲山震海

小腹內部是生殖腺聚集的地方，為精囊腺、前列腺、女性的卵巢以及膀胱等，強化這些有關性機能的內分泌臟器，是促進和延長性功

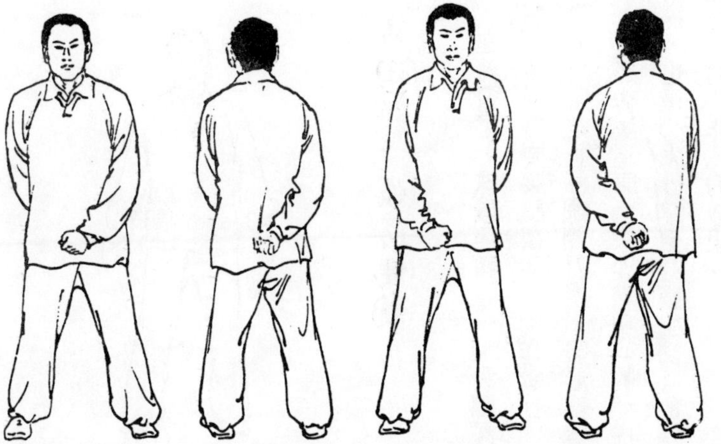

圖109（正面）　圖110（反面）　圖111（正面）　圖112（反面）

能，增強人體生命活力的重要措施。「敲山震海」就是激發、調動、加強這方面的優秀功法。

做法：接前式。兩手成半握拳，兩拳同時擊打，一拳擊打小腹（關元、石門、中樞部位），一拳擊打八髎穴位，前邊的用拳心扣打，後邊的用拳背叩打，左右手前後交替進行。左右搖擺時吸氣，擊打著位時呼氣，力要適度，連續做三百次（圖一〇九－一一二）。

此功可使這個部位氣血周流，加速血液循環，增進新陳代謝，起到消炎除疾、強化增進性功能作用。

第七節　抖動全身

通過以上諸節的練習，整個臟腑都已激活，氣血流暢，經通絡活，再內外放鬆，全身抖

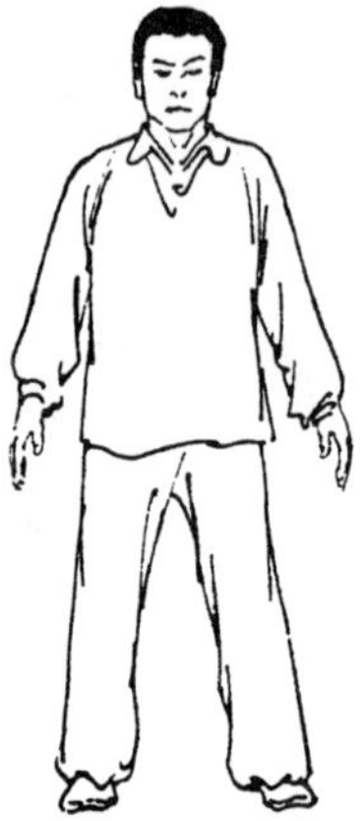

圖 113

動，可更好地疏通氣血，活躍臟腑，排蕩病氣、濁氣、毒氣，對身體十分有益。

做法： 接前式。全身放鬆虛腋抖動。要求抖動時下面下陰抖起來，上面下牙打上牙。這樣全身自會從上到下，自下到上，自外到內，自內到外，整個軀體、內臟，甚至細胞都在抖動（圖一一三）。連續抖動二百次。

第㊂部　㊕㊒㊓㊔

（第三部　強筋健髓）

在練習了「珠璣運轉」、「潤臟澤腑」兩部功後，就要深入一層學練「強筋健髓」功。一個人不僅需要腰腿靈活，動作敏捷，五臟六腑和諧康泰，還要九竅通利，筋柔骨健，髓滿腦聰，內氣充盈，勁大力整，體形健美，這就需要學習、掌握本部功法。

這部功法是原「朱砂掌功」的「虎部」、「龍部」的「築基圖」。它是武林內家功法的精粹，也是「朱砂掌健身養生功」的精髓。過去一些練功者只習練過這兩部的「築基圖」，就已收到了非凡的效果。

「強筋健髓」功的十個動作中，吸氣時全身放鬆，氣入丹田，呼氣時十趾抓起，掌用力，頭微頂，瞪目叩齒，收肛實腹。這不僅是抻筋拔骨，使全身骨骼、關節、筋肉都受到牽拉扯動，腰椎、胸椎、頸椎得到自我牽引，內氣在其中上下串行，柔筋健髓，而且意到氣到力到，氣血貫達四肢末梢，能使血液循環改善，微血管循環良好，特別是腰、腎、脊柱，前後、左右、上下、斜倒，四正四隅往復扭轉回環，得到充分鍛鍊，使之腎健、髓滿、造化全身。中醫有云：「足受血而能步，掌受血而能握，指受血而能攝。」它又能動於手三陰、手三陽、任督二脈、奇經八脈，使周身經絡脈路受益。

周身一鬆皆鬆，一緊皆緊，循環往復，腹部鼓蕩，內臟得到按摩揉動，使內氣得到養煉、培蓄而使內氣充盈，營衛之氣飽滿，並且它也能動二陰，使此部位血液循環好，新陳代謝加強，醫治痔瘡、痔漏，收到回春健腎奇效。

身體好了對於耳聰目明大有益處。本功中叩齒瞪目的動作，既有助於健齒，更有利於明目。通過反覆地瞪目遠視、近看、斜望、後瞧，使眼球得到自我擴張，血液供應加強，眼球肌群活動增多，視點焦距不斷變化而得以調整，以及練完功後用勞宮向眼內貫氣，這一切對眼病的防治，如遠視、近視、雙影、飛蚊、青光眼、白內障等都有顯著效果。

此外，這部功法還吸收了許多優秀功法的內涵，並使之更趨科學完善，其功效也較之以往的優秀功法更為顯著。過去的功法中比較優秀的如「雙手托天理三焦」、「一手單舉理脾

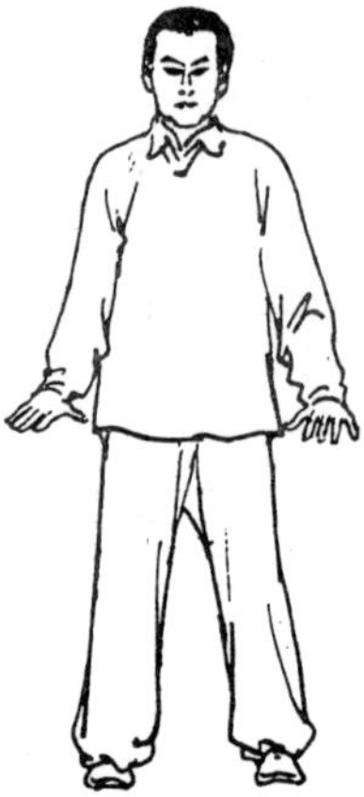

圖 114

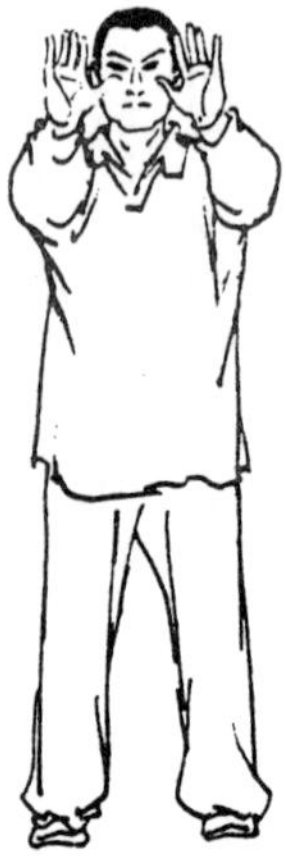

圖 115

胃」、「五勞七傷向後瞧」等動作，在本功法中不僅充分吸收，而且托天、單臂上舉、後瞧時均增強了力度，從而使收效倍增。按照本功法練功不久就會吃得飽、睡得香，五勞七傷恢復得很快，恢復得徹底。

練習本部功法，對神經系統、骨骼系統、消化系統、循環系統、視聽覺系統均有極佳效果。

「強筋健髓」功共有十個動作，分為「虎部」和「熊部」兩部分，各有五個動作。

「虎部」的五個動作如下：

第一節　虎掌踏地

吸氣時全身放鬆，兩掌心朝下成俯掌，十指朝前。呼氣時頭微頂，雙掌用力下按；十趾

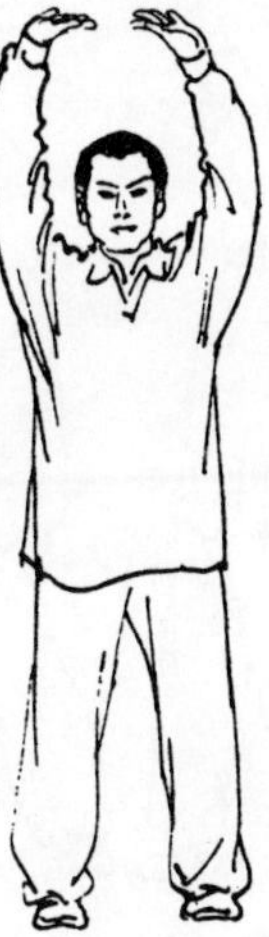

圖 116

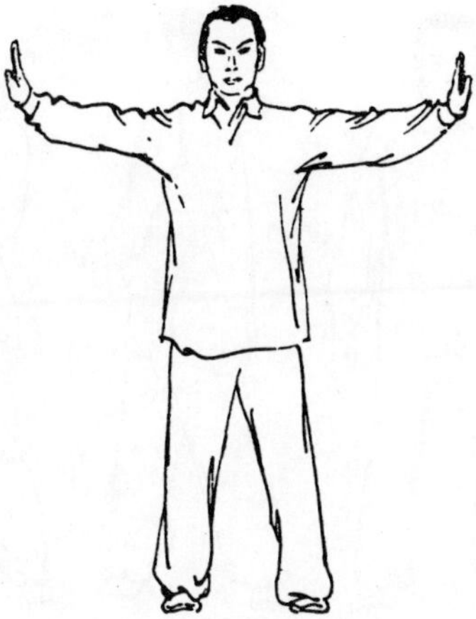

圖 117

抓地，收肛實腹，牙齒相叩，瞪眼遠視（圖一一四）。

第二節　虎掌前推

雙臂抬起向前平伸，立腕，掌心向前，十指向上。吸氣時全身放鬆，呼氣時頭微頂，雙掌用力前推，十趾抓地，收肛實腹，牙齒相叩，瞪眼遠視（圖一一五）。

第三節　虎掌托天

兩臂直上舉，掌心朝天，十指向後。吸氣時全身放鬆，呼氣時頭微頂，雙掌用力上托；十趾抓地，收肛實腹，瞪目遠視（圖一一六）。

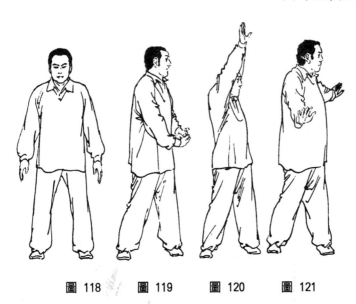

圖 118　圖 119　圖 120　圖 121

第四節　虎掌分壁

兩臂向下左右平伸，成立掌。吸氣時全身放鬆，呼氣時頭微頂，雙掌用力向外推出；十趾抓地，收肛實腹，牙齒相叩，瞪眼遠視（圖一一七）。

第五節　虎掌摸蒼穹

兩臂下垂如預備式，吸氣時全身放鬆，腳不動，上身以腰為軸向左扭轉；雙手掌心向裡交叉，右手在外，左手在裡，指尖斜向（圖一一八—一一九）。

繼之雙掌上舉，當達到頭頂上方時，掌心向外翻，轉入呼氣（圖一二〇）。

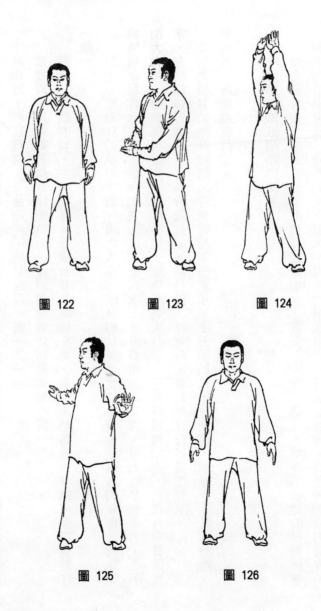

圖 122

圖 123

圖 124

圖 125

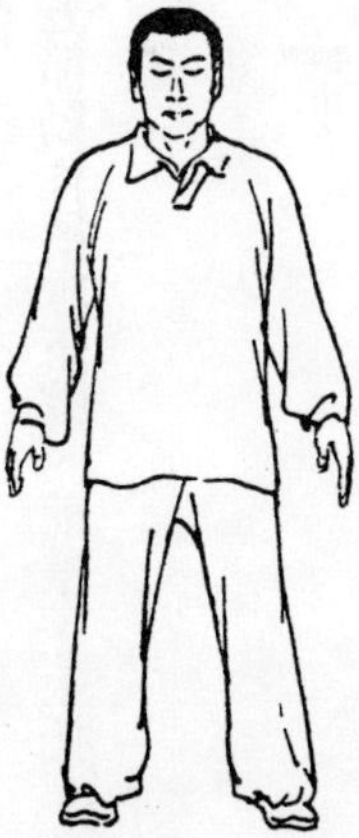

圖 126

呼氣時頭微頂，雙手逐漸分開，立腕，直臂向身體兩側划弧，徐徐下落，雙手用力摸撐；十趾抓地，收肛實腹，牙齒相叩，瞪目遠視（圖一二一）。

當雙臂下落將貼於自身兩側時，上身回轉向前成初動姿勢（圖一二二）。

然後，身體右轉，右勢動作、呼吸及要領均同左勢。右、左勢各做一次為一個完整動作（圖一二三—一二六）。

以上五節動作的練習次數、用力大小可依身體狀況而定。本著循序漸進的原則，可在開始時每個動作做五次，逐漸加到七次、十二次……最多可到四九次。用力也是先小力，逐漸加大力量。如此練習日久，自會感到，吸氣時氣入丹田，呼氣時意領氣走，氣自丹田貫達雙掌。在開始練習時，不必想著吸氣如何到丹田，呼氣時，氣如何自丹田貫達雙掌。

只要吸氣時全身放鬆，呼氣時雙掌分別按一至五節動作要求下按、前推、上托、分推、摸撐及十趾抓地就行了。

「龍部」的五個動作如下：

這部動作與「虎部」的五個動作相比加大了難度，加深了層次，增多了軀幹的扭轉屈伸、關節的活動鬆展、姿勢的上下起伏、兩手的相互襯力，特別是強化了對腰腎部位的鍛鍊，因此，除能收到「虎部」動作的效果外，對體形、體質、體力、臟腑、內分泌等有著更強的鍛鍊作用。

《素問・脈要精微論》云：「腰者腎之府」。腎屬水，人身之元陰則出於腎，命門屬火，元陽出於命門。趙養葵強調說：「命門為十二經之主，腎無此則無以作強，而技巧不出矣；膀胱無此則三焦氣不化，而水道不行焉；脾胃無此則不能蒸化水穀，而五味不出焉；肝膽無此則將軍無決斷，而謀慮不出焉；大小腸無此則變化不行，而二便閉矣；心無此則神明昏，而萬事不能應矣。」這裡進一步說明了人的生命活動無一不與命門之火有密切關係，若命門之火衰微則五臟六腑十二經脈都要受到影響，便易發生疾病。

歷代醫家指出，命門近似內分泌系統的調節作用。如命門關係到生長發育，似與腦垂體功能有關，肢端肥大病、甲狀腺亢進、腎上腺皮膚病變、侏儒症等又與命門火的偏亢和衰減有關，從這裡也可領略到此部功法與身體的重要關係了。

第六節　青龍舒肢

接虎部第五個動作

吸氣時全身放鬆，雙掌上提，掌心向內，先右掌在內，交於胸前（圖一二七—一二八）。不停頓，右小臂外旋上舉至頭頂右上方，當臂將伸直時翻掌，掌心向上成仰掌；同時左

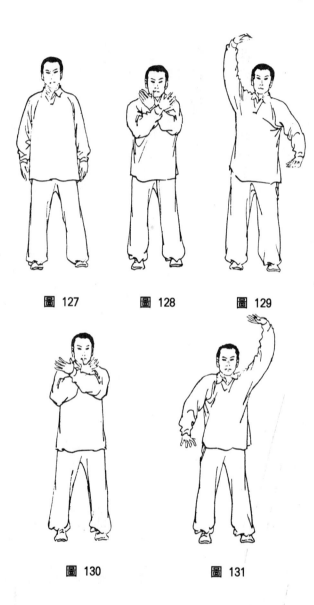

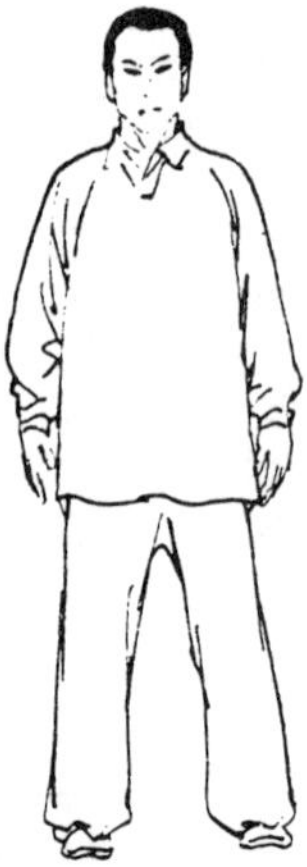

圖 127

圖 128

圖 129

圖 130

圖 131

小臂內旋下落，將伸直在右胯外側時變俯掌，然後轉入呼氣，右掌用力上撐，左掌用力下按，十趾抓地，頭微頂，收肛實腹，牙齒相叩，瞪眼遠視（圖一二九）。

再轉入吸氣時，右臂內旋徐徐下落；同時左臂外旋，掌漸漸上提，左掌在內，掌心向內，交於胸前（圖一三〇）。

不停頓，左小臂外旋上撐至頭頂左上方，當臂將伸直時手掌上翻成仰掌，掌心向上；同時右小臂則內旋下落，當臂將伸直時手掌在右胯外側成俯掌。這時轉入呼氣，左掌用力上撐，右掌用力下按，十趾抓地，頭微頂，收肛實腹，牙齒相叩，瞪目遠視（圖一三一）。

如此左右各一次為一個完整動作。

第七節　青龍望海

接上式。吸氣時，全身放鬆，雙腳不動，上身以腰為軸向左轉，右臂內旋上提，手心向內，左臂內旋下落，手心向內，交於胸前。不停頓，身體以腰為軸，繼續向左後方轉動，右臂外旋上舉，當手掌到達頭頂上方時變仰掌，然後轉入呼氣，右臂用力上撐，同時左臂外旋繼續向身體後方下落，當左臂到達臀部後方時變俯掌，這時呼氣，用力下按，頭微低，雙眼向下注視右腳右斜後方一公尺處，如回望海底狀，這時仍是十趾抓地，收肛實腹，牙齒相叩

圖132

圖133（正面）

圖134（反面）

圖135

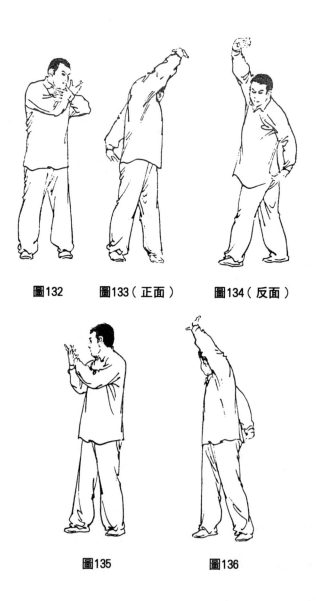

圖136

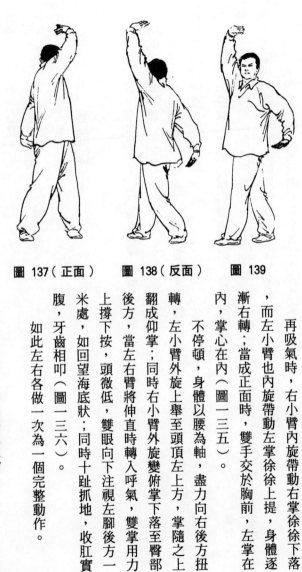

圖 137（正面）　圖 138（反面）　圖 139

（圖一三二—一三四）。

再吸氣時，右小臂內旋帶動右掌徐徐下落，而左小臂也內旋帶動左掌徐徐上提，身體逐漸右轉；當成正面時，雙手交於胸前，左掌在內，掌心在內（圖一三五）。

不停頓，身體以腰為軸，盡力向右後方扭轉，左小臂外旋上舉至頭頂左上方，掌隨之上翻成仰掌；同時右小臂外旋變俯掌下落至臀部後方，當左右臂將伸直時轉入呼氣，雙掌用力上撐下按，頭微低，雙眼向下注視左腳後方一米處，如回望海底狀；同時十趾抓地，收肛實腹，牙齒相叩（圖一三六）。

如此左右各做一次為一個完整動作。

第八節　青龍尋珠

基本動作同第七節，只是頭往後仰，雙眼向左或右上方看，如舞龍，珠球高舉在上，而龍左右扭轉仰頭注視（圖一三七—一三九）。至少要看後上方十公尺遠以外處，找一個固定目標，以綠藍色為宜。

如此左右各做一次為一個完整動作。

第九節　青龍探爪

接第八節。吸氣時，左臂內旋下落，右臂外旋向上從左前方抬起伸出，當掌與肩相平時，掌向左平抹（圖一四〇）。

不停頓，以腰為軸，隨掌左抹，上身向左旋轉，當轉向左方時，雙手交於胸前，左手在內，掌心均向內（圖一四一）。

繼之，左手從口下成仰掌向後方伸出，當臂快伸直時，臂內旋成立掌，使掌心朝外；同時右小臂內旋帶動手掌成俯掌並後拉，屈肘沉肩，肘尖微上翹。這時轉入呼氣，左掌用力前推，右掌用力後撐，十趾抓地，收肛實腹，牙齒相叩，瞪眼遠視（圖一四二—一四三）。

再吸氣時上體向右轉向前，左小臂外旋成仰掌向右平抹，右小臂外旋使肘尖下落，掌心向內（圖一四四）。

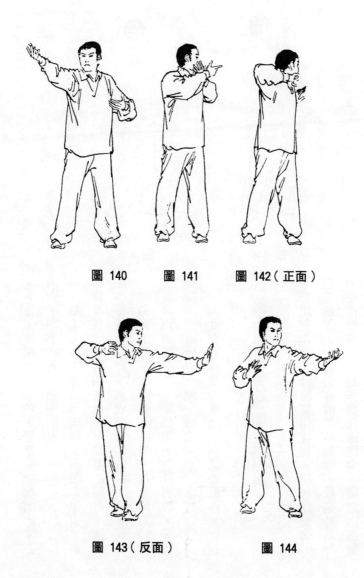

圖 140

圖 141

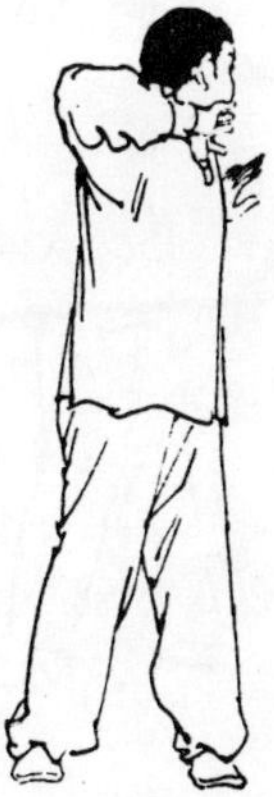

圖 142（正面）

圖 143（反面）

圖 144

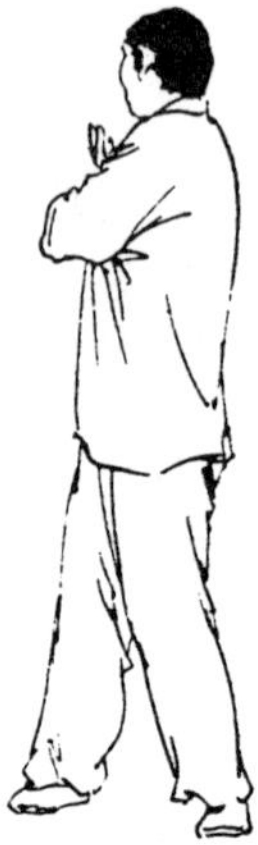

圖 145

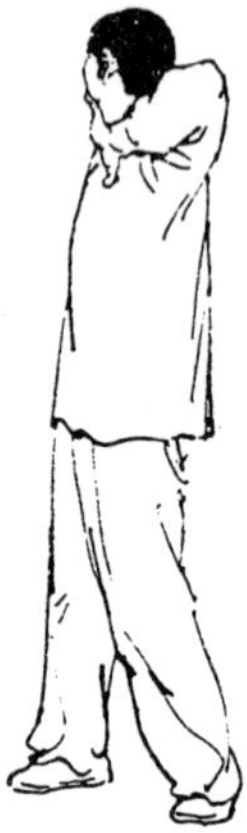

圖 146

當上身轉向右方時，雙掌交於胸前，掌心向內，左手在外（圖一四五）。

繼之，右手從口下成仰掌向後方伸出，當臂快伸直時，臂內旋成立掌使掌心朝外，同時左小臂內旋帶動手掌成俯掌並後拉，屈肘沉肩，肘尖微上翹。這時轉入呼氣，右掌用力前推，左掌用力後撐；十趾抓地，收肛實腹，牙齒相叩，瞪眼遠視（圖一四六）。

如此左右各做一次為一個完整動作。

第十節 青龍騰雲潛海

此動作之呼吸隨動作收放、開合而變化，也就是說，一般動作收攏時為吸，放開時為呼，要自然些。在動作變化過程中，可自由換氣，只是最後前推後按時是呼氣。

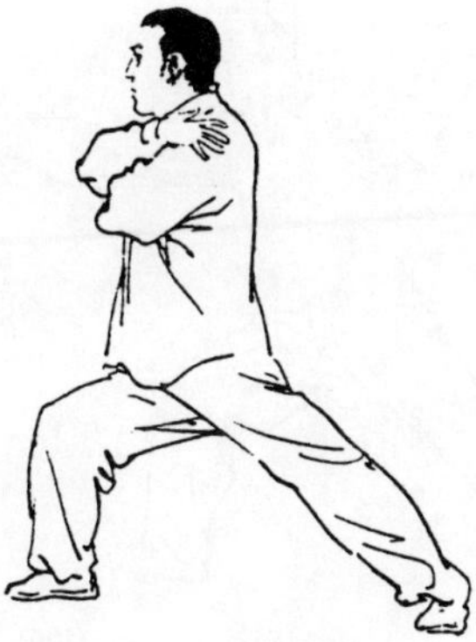

圖 147

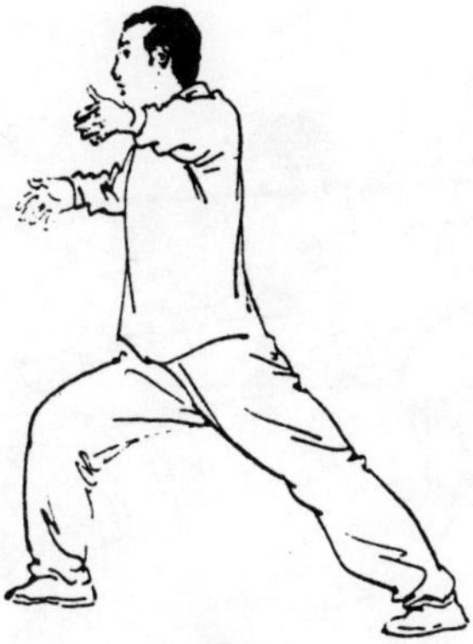

圖 148

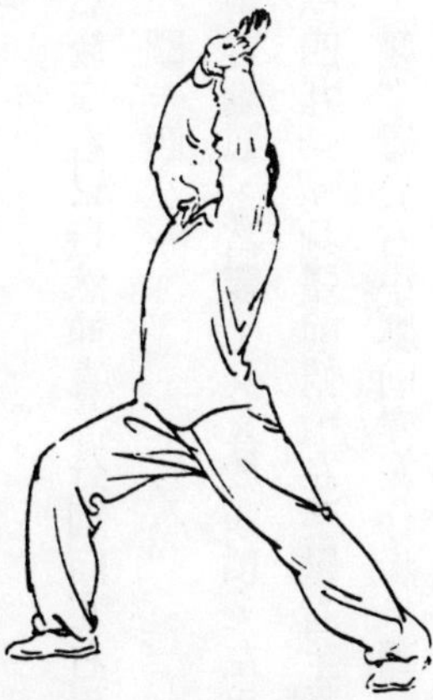

圖 149

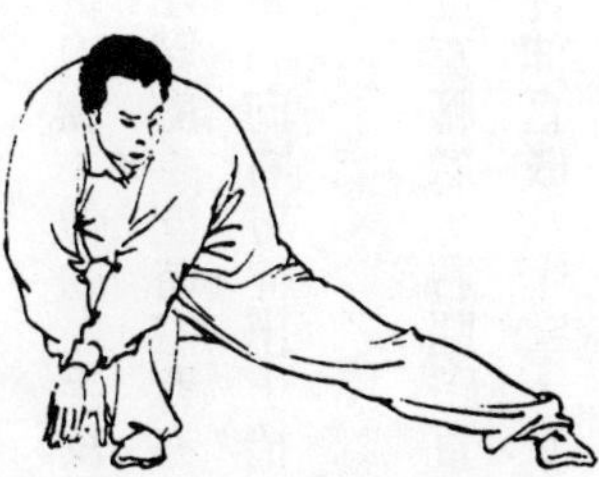

圖 150

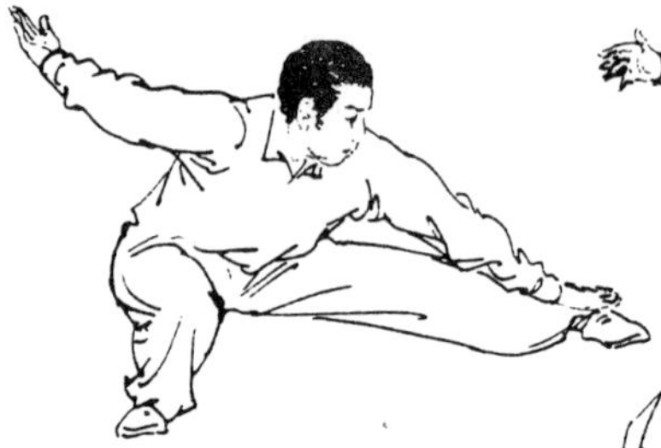

圖 151

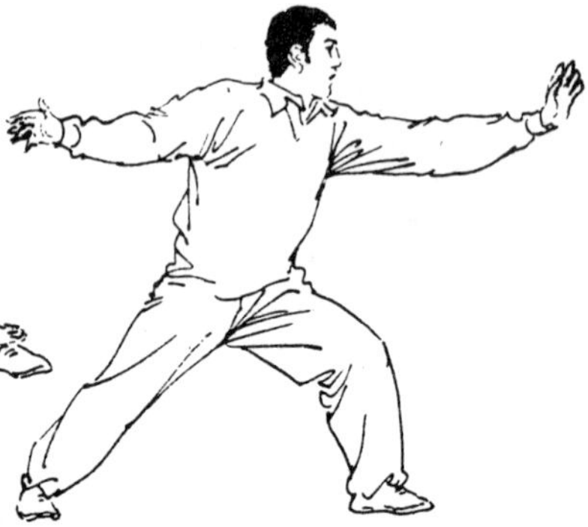

圖 152

動作開始，右腳向右方跨出一步，上身右轉成右弓步，同時兩臂相抱，左臂在下（圖一四七）。

然後左右臂自然伸直，分別向左右再向上劃弧（圖一四八）。

兩臂劃弧，當雙手交叉於頭頂，左手在上（圖一四九）。身體前俯，左手壓右手從前方下落，雙掌置於右小腿前變左仆步（圖一五〇）。

繼之左小臂內旋、帶動左手反臂成仰掌向左方伸出達於左腳處；同時右臂亦內旋，帶動右手反臂成仰掌，向右方伸出上抬（圖一五一）。

當左掌穿至左腳處，右腿蹬直變左弓步；同時兩臂均外旋伸直成八字掌，掌心均朝外。轉入呼氣，左掌用力前推，右掌用力後按成騎

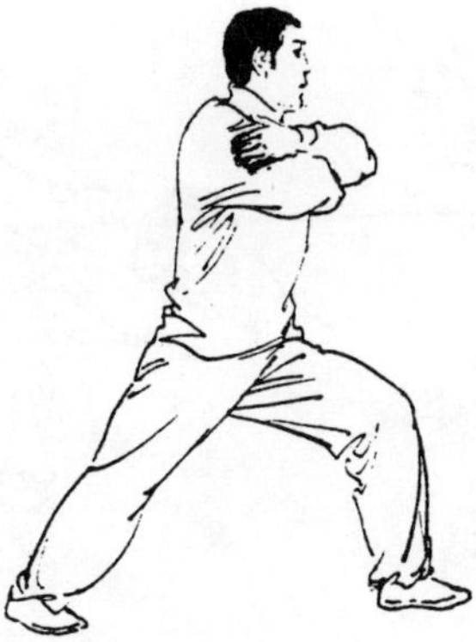

圖 153

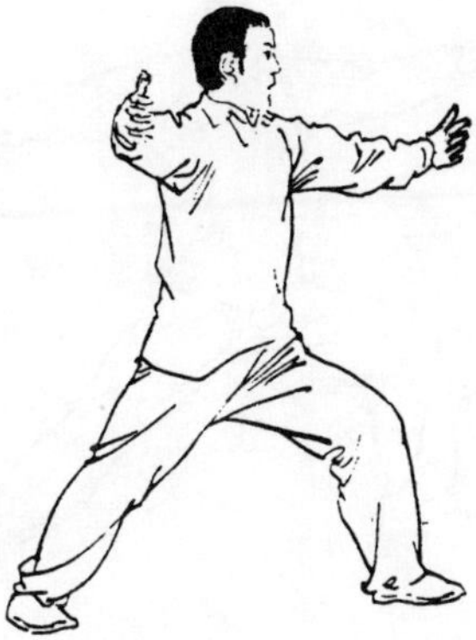

圖 154

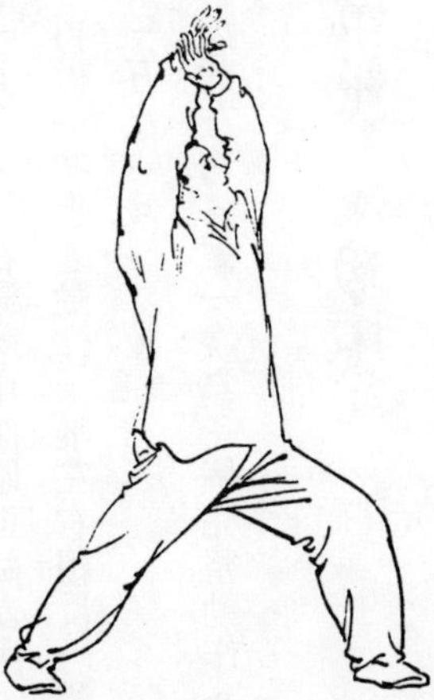

圖 155

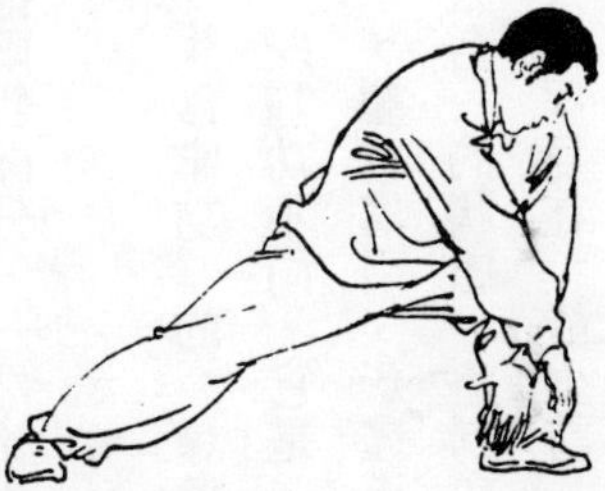

圖 156

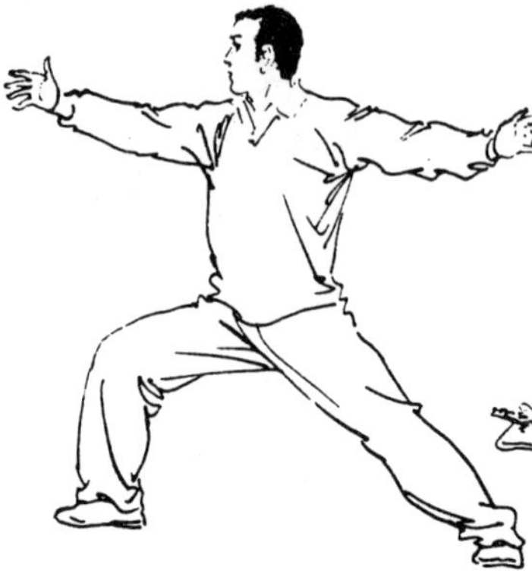

圖 157

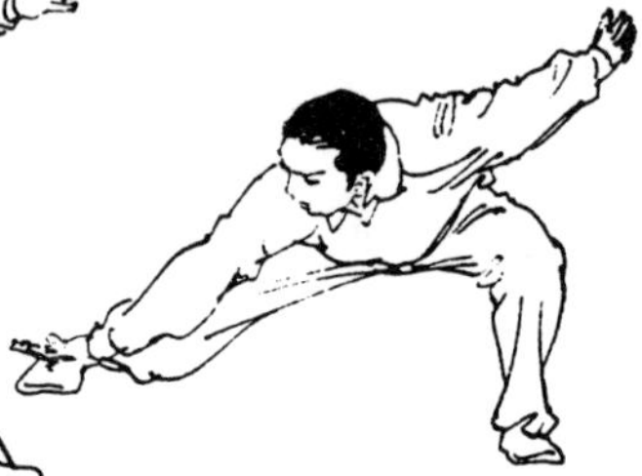

圖 158

龍步，同時十趾抓地，收肛實腹，瞪目遠視（圖一五二）。在動勢中眼睛追隨左手。

再做一次上述動作，唯左右相反（圖一五三—一五八）。

如此左右各做一次為一個完整動作。

第㈣部　煉意採氣

這部功法中包括兩個部分，㈠是煉意，㈡是採氣。

「煉意」即原「朱砂掌功」的「煉意圖」，屬於靜功，但與一般靜功不同，它是在動中入靜，通過意念導引、聲音導引、形體導引使你很快進入一個天人合一的狀態，達到忘我的境界。如唐代大詩人白居易在「靜坐詩」中所說，「曠然忘所在，心與虛俱空」，使自己的思想意境很快浸沉在一個美好的境界中，使自己的神經系統、循環系統、消化系統、分泌系統都得到優化，甚至使自己未使用的腦細胞被激活被開發，達到增慧開智的作用。

通過多年的教功實踐，以「虎部」正面煉意圖最佳，最易收到上述效果。

做法：站立姿勢同「虎部」「築基圖」，雙手活動的路線就是把「虎部」第一、二、三四節連貫起來。到第四節雙手向左右平伸時，接著不停頓地緩緩下落，恢復第一節姿勢。在動作上要求：鬆、慢、勻。鬆即全身放鬆，全不用力，慢即兩臂升起落下要緩慢，決不能快。勻即勻速，不能忽快忽慢。在意念上要充分發揮想像力，楞嚴經云：「萬法所生，唯心所現。」要貫穿「大、空、虛、靈、靜」五學內涵。

大：即自身高大無比，有頂天立地之意境。如《大佛頂首楞嚴神咒約義》中所講：「大具三義，法身體大，心情周圓故，般若相大，智慧徹照顧，解脫用大，偏照無礙故。」也就是說自己就是法身，頂天立地，智慧徹照，擺脫所有障礙。

空：即宇宙間空寂無物，唯我一人之意境。佛經云：「色即是空，空即是色」，「一念繞動，白雲萬里」，「一空一切空」。

虛：即冥冥渺渺，虛虛實實，我即神佛，神佛即我，神我一體，又好似神，又好似我，似有似無，似存非存，似是非是之意境。

靈：自己遍體金身靈光四射。雙手向外分開划弧時，意念上是雙手描繪著自己全身放射出的立體光環。

靜：即意念集中，浸沈在大、空、虛、靈的意境中，不為外物所誘，不為外聲所擾，不為情慾所動。

如此正面做五次或多些，再轉向左及右各五次或多些。也可只做正面的。可多練，以這個動作最好。

這裡有一段導引辭，通過意導、聲導，加上自己的形體導引和意念跟隨，很快就進入一個美好的大、空、虛、靈、靜的境界。導引辭為「長，長，長，往上長，長，長，長，還在長，長，長，長起來了，非常高大，高大極了，頂天立地。我就是佛，佛就是我，遍體金光，靈光四射，我兩隻手所摸到的，就是我自身放射出的金色光環的外沿。宇宙間空無所有，大地上只我自己，十分寧靜，非常安詳，我什麼聲音都聽不見。寧靜極了，安詳極了，舒適極了。」如此可重複五、七、十二遍。

通過這樣練習之後，可取坐勢將自己身心融合在「我即是佛，佛就是我，遍體金光，靈光四射」的意境之中。陳翠虛講過：「遍體金光骨髓香，金筋玉骨盡純陽，煉教赤血流為白，陰氣銷磨身自康。」

如時間允許，這樣練習一段時間後，還可把靈光收回，靜心滌慮，斂神聚氣，意想下丹田，可獲大益。

以上三層煉意功夫可在晚間練習，或在空閒時間練。採氣，即採攝大自然的精氣、益氣、好氣，採攝日精月華。練習採氣，以通過「虎部」五節動作就夠了。

第一節，「虎掌踏地」是採地氣，吸氣時意念從雙手勞宮採地氣入丹田。為了加強意念和效能，雙掌可慢慢稍加上提。呼氣時可不加意念，只是慢慢伸臂，準備再回收採氣。

第二節「虎掌前推」是採前方之氣。如早晨練功可面向東方，採東方之生氣。中午練功可面向南方，採日之精。晚間練功可對月採月之華。動作意念如第一節。

第三節「虎掌托天」是採天氣，攝取太空霄漢之氣。動作意念同前。

第四節「虎掌分璧」是採自身兩側原野之氣，沒有距離限制，沒有物質障礙，任意攝取。動作意念同前。

第五節「虎掌摸蒼穹」是採整個大自然之氣，也就是說廣泛地攝取宇宙空間、曠野山林大自然之氣。動作意念同前。

每節動作次數可多可少，也可每天輪換練一種採氣方法，熟練後可採取任意姿勢攝取，根據需要來練。

通過這幾節動作練習以後，很快就可進入體呼吸、胎息法。其姿勢可坐、可臥、可立，也可隨意式，但都必須掌握鬆和靜。吸氣時意念是氣通過皮膚毛孔進入人體內達到肚臍，呼

氣時意念是氣通過皮膚毛孔進入人體內達到肚臍，呼氣時意念是自肚臍擴散到全身，通過毛竅排出體外。肚臍猶如風箱的門一樣，一抽把氣從體外吸到體內來，一推把氣推向全身推出去。一吸百脈皆閉，一呼百脈皆開，其理一也。也可意念專注，用臍吸氣，用臍呼氣。

《達摩胎息經》有云：「神行則氣行，神住則氣住，若欲長生，神氣相注。」

張景和胎息訣云：「真玄真牝，自呼自吸，似春沼魚，如百蟲蟄，灝氣融融，靈風習習，不濁不清，非口非鼻，無去無來，無出無入，返本還原，是真胎息。」

以上體呼吸、胎息法，只有通過採氣練習才易於領會和掌握，也宜在晚間進行。

煉意和採氣，可連起來練，也可以單練，如「煉意」每天可練上一次，一次做七～八遍，練完後可搓搓雙手，摩擦一下頭部，緩緩睜開雙眼，收功。「採氣」掌握方法後，感到需要就練，也可不練，掌握要領後採取隨意式就可以了。「胎息法」、「體呼吸」也可以每天單獨練，根據興趣、需要、時間的多少，可練上五分鐘、十分鐘、十五分鐘、三十分鐘，甚至更長點時間均可。

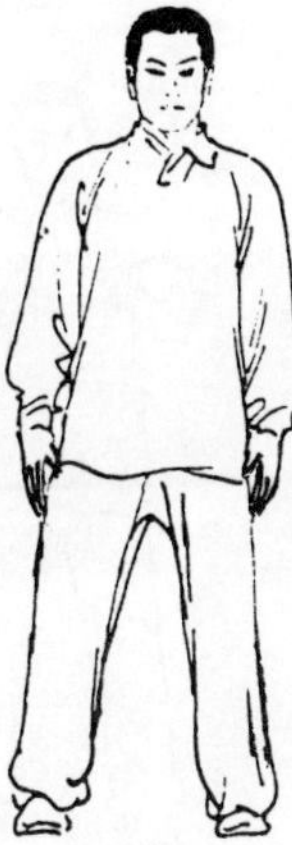

圖 159

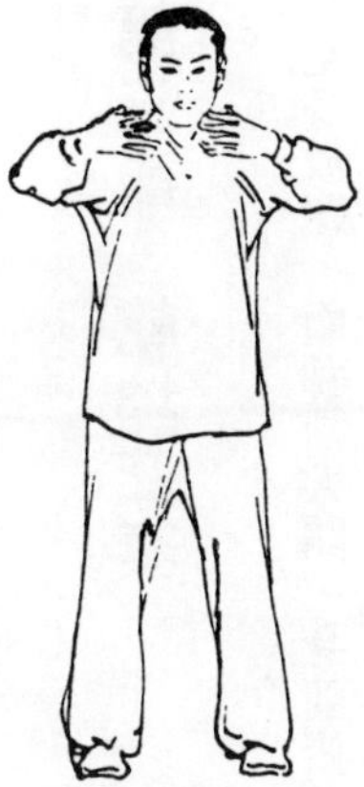

圖 160

第五部　調氣御氣

這部功法是原《硃砂掌功》的「龍虎部」。學練此功後可把內氣調動出來，從而駕馭使用，為人醫病療疾。在練習此功時會明顯感受到氣感，能較清晰地看到氣，這對提高練功興趣、豐富氣功知識很有益處。

這部功法有五節動作。

第一節　降龍伏虎

站立姿勢同前，兩腳與肩同寬，平行向前。

全身放鬆，兩臂上抬稍低於肩，圈成環狀，十指伸展相對，雙臂緩緩拉開和相合，使十指尖、掌、臂有氣。拉開時也要十指相對，其

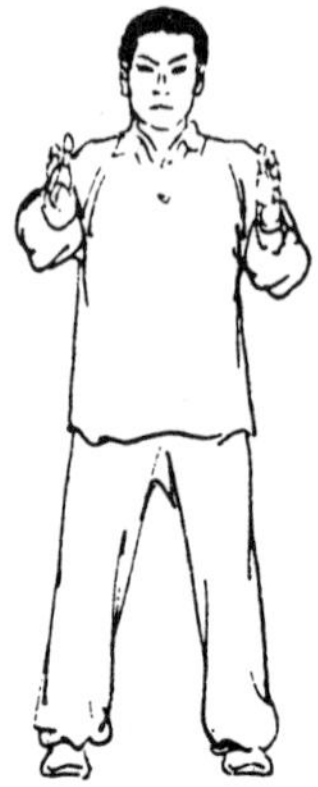

圖 161

距離以有氣感為度；相合時，也是十指相對，一般以十公分為宜（圖一五九—一六〇）。

第二節　坎離相對

全身放鬆，兩臂上抬稍低於肩，肘微屈，使兩掌心相對；兩臂緩緩拉開和合攏，使兩掌、臂有氣感；拉開時，以有氣感為度，合攏時一般相距約十公分（圖一六一）。

第三節　乾坤交泰

全身放鬆，兩腳稍大開，身前俯，兩臂下垂，手背向前（圖一六二）。吸氣時，以腰為軸，先從左向上向右轉動，手掌漸漸轉對上（圖一六三—一六四）。直至上身和雙手轉向右側時變呼氣（圖一六五）。

上臂再前俯，轉入呼氣，兩臂隨之下垂，手指對地（圖一六六）。

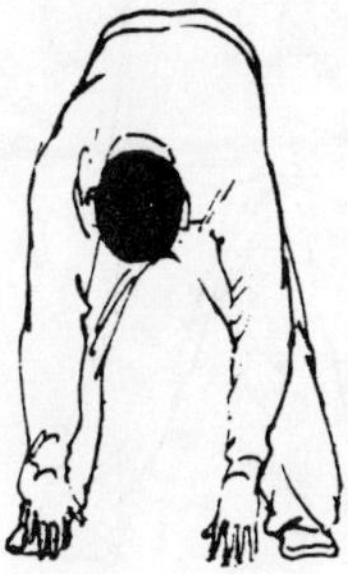

圖 162

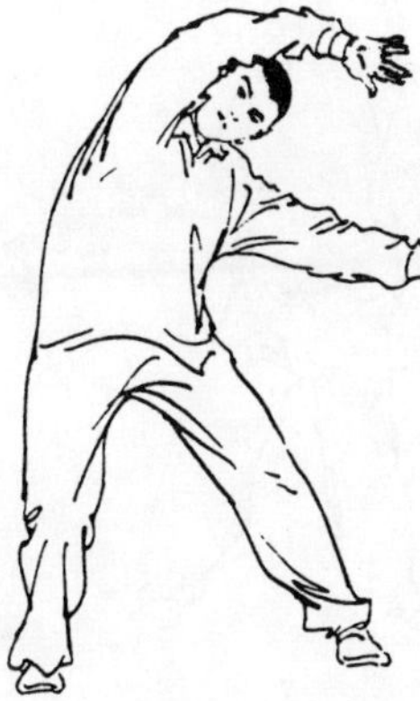

圖 163

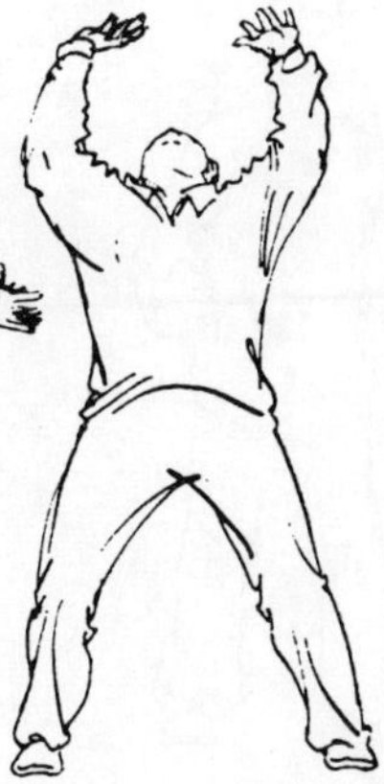

圖 164

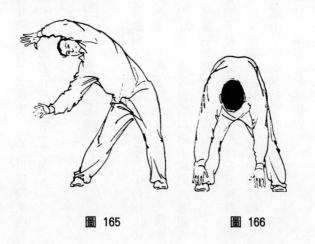

圖 165

圖 166

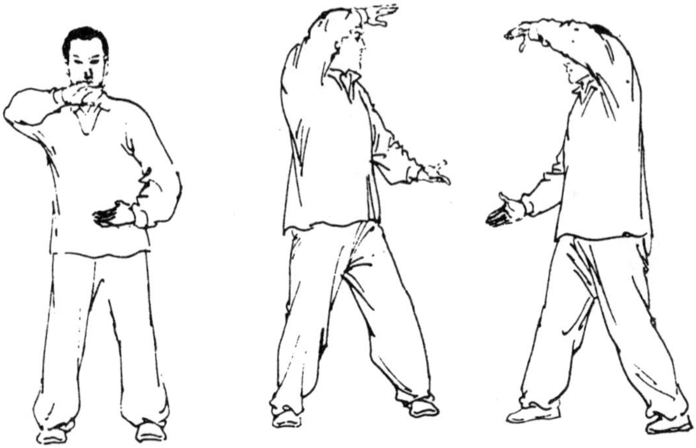

圖 167　　圖 168　　圖 169

如此循環五、七或十二次，再反過來由右向左轉，同樣循環五、七或十二次。

第四節　太極運轉

全身放鬆，兩臂合抱，一手在中丹田上成俯掌向下，一手在下丹田處成仰掌向上，兩掌相對如抱球狀，這時會感到兩手掌間抱著個輕輕的、薄薄的球體（圖一六七）。

雙腳不動，以腰為軸，抱球左右轉動，動作可大可小。兩手距離寬，意念中的球體則大，反之則小；腰的轉動幅度應與之相應。無論如何轉動，兩掌心始終相對。

具體做法是：身體微微左轉，同時左手劃弧轉向下方成掌心向上，右手劃弧轉向上成掌心向下（圖一六八）。

身體緩緩右轉，同時右手劃弧轉向下成掌心向上，左手劃弧轉向上成掌心向下（圖一六九）。

如此左右運轉為一次。

第五節 陰平陽秘

開始時同預備式，然後手掌朝地，兩臂緩緩提起、下落，也可移動向前，使兩掌、兩臂有氣感（圖一七○）。

收功

練完功後，應該收功，一是使思想、骨骼、肌肉再度放鬆，二是使氣歸元，以防有些初練功者氣散氣串。

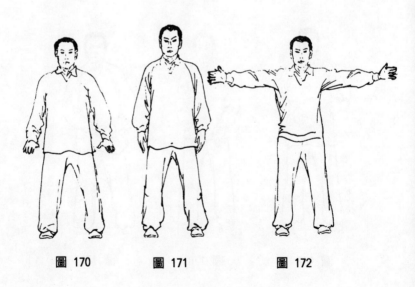

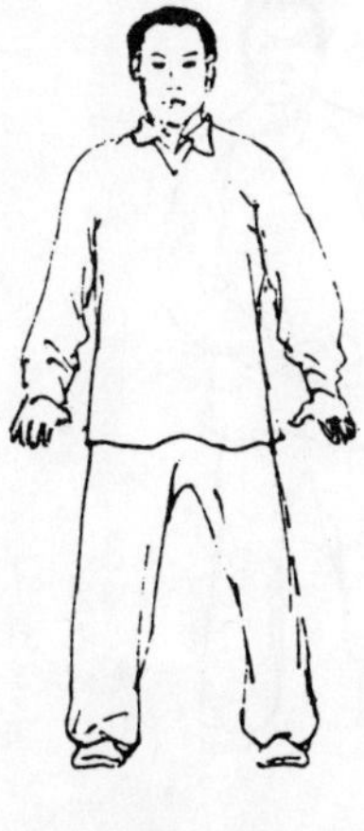

圖 170

圖 171

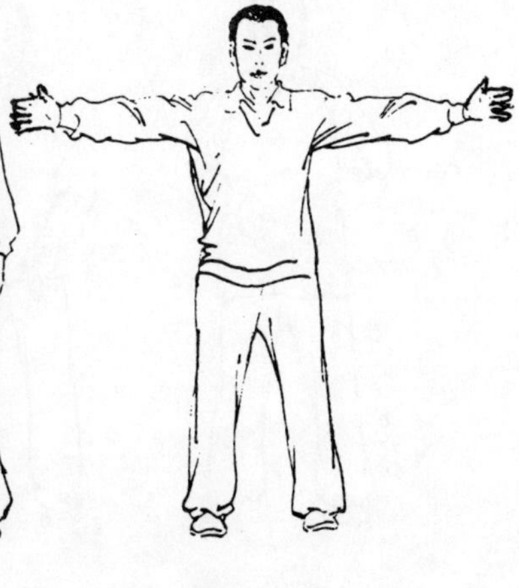

圖 172

圖 173

圖 174

圖 175

圖 176

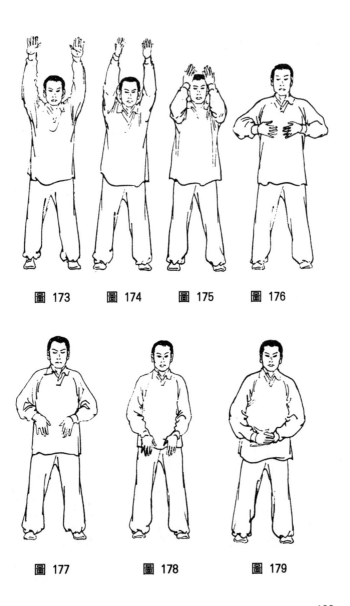

圖 177

圖 178

圖 179

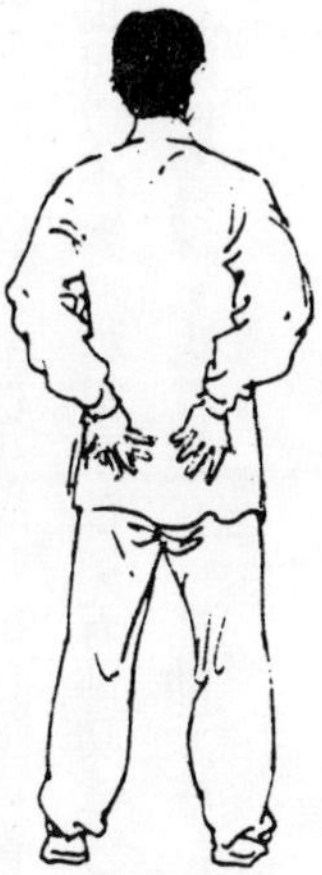

圖 180

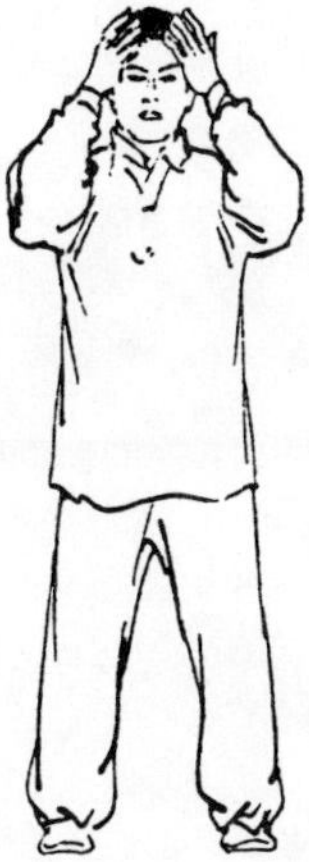

圖 181

做法：

接「調氣御氣」第五節結束式（圖一七一）。

兩臂外旋從身體兩側舉至頭頂處，掌心向前，轉掌，掌心向後，從前繞之下落，至胸前時變手指向下，導引至丹田處（圖一七二—一七八）。

如此兩遍，然後兩手外疊於腹部，左掌在內，右掌在外，先順時針摩腹十二次，再逆時針摩腹十二次（圖一七九）。

然後雙手從左右後伸兩掌分貼於「腎俞」，上下摩擦十二次（圖一八〇）。

然後兩掌心對兩眼貫氣十二次（圖一八一）。

最後再重複一次兩臂外旋，從身體兩側掌心向前上舉至頭頂處，轉掌，手心向後，從面前緩緩下落，至胸前時變手指向下，導引至丹田處，再向體側兩邊分，恢復預備式。這時功法終結。

以上五部功法，雖所練的內容不同，所達到的目的也不一樣，但它們又是互相聯繫、互相滲透的。前三部功法應當每日堅持習練，其中三部是重點。第四、五部練會以後可以少練，也可以不練。如果不練第五部功法，則可把「乾坤交泰」一節放在第一部功法「珠璣運轉」第五節後習練，也就是在「搖動天柱」後即加「乾坤交泰」，把它練完再練「打肩拍臂」。

第五章

學功煉氣二百問答疑

一套功法形成文字面世時，無論作者如何殫心竭慮，盡可能面面俱到，也不管文字表述得多麼詳盡，但由於學習者生活環境不同，文化層次不同，理解能力不同，自身體會感受不同等諸多原因，在學習中仍會遇到種種不同的問題難點，包括許多十分具體的或有其特殊性的問題和難點。這些問題和難點，如果在教師直接教授時，多數比較容易解決，但在一部書裡，要解決所有問題就很困難，甚至是不可能的。

在我多年教授「朱砂掌健身養生功」的過程中，無論是面授班學員還是函授班學員，在學習過程中提出了許多問題，涉及面較寬，有些問題有一定深度，聯繫到一些其他學科的知識，不是幾句話可以講清楚的。我在盡力滿足學員們的要求，解答他們學習中的問題時，也在考慮如何使本書的讀者盡可能全面消化本功法，少生疑惑，以利較快地掌握、練好它，不走或少走彎路，於是，我從過去學員提出的問題中，整理出約二百個問題，逐一進行解答，以彌補功法中難以一一闡述的弱點。

這二百個答疑題，可能仍無法滿足學員的全部要求，有些回答得不夠全面、透徹，甚至可能有不妥之處，這只有留待今後大家共同切磋交流，以期進一步加深理解，共同提高。

問：為什麼定名為「朱砂掌健身養生功」，而不叫「朱砂掌養生健身功」？

答：一個人生活在社會上，不是單純為了活著，而是要身強體健地活著。只有這樣才能有充沛的精力去學習和工作，只有這樣才能愉快幸福地生活，而不是今天有病、明天不舒服地活著。通過學練「朱砂掌健身養生功」，能使你從有病到無病，從無病到健康，從健康到健壯。所以把「健身」放在前邊。

問：「朱砂掌健身養生功」的功理有十條，而原「朱砂掌功」的功理只有三條，這其中有什麼不同？

答：總的來講二者的功理是一脈相承，沒有太大的不同。我一九八八年在刊物上介紹的「朱砂掌功」的功理有三條：一是意、氣、形全面鍛鍊，二是天人合一，三是萬法歸宗。「朱砂掌健身養生功」裡講了十點功理，只是分說更細、講解更深、闡述更有據、立論更全面。這是經我幾十年的學習、思考、探索、鑽研，以及在練功、教功的實踐中的領悟、理解而形成的認識。

一個人對事物的認識和理解，是隨著實踐的深入、時間的推移、知識的積累、鑽研的深度等，必然產生新的領悟、更深刻的理解，達到更全面的認識。

問：為什麼要進行意、氣、形、精、神、力的全面鍛鍊？

答：意者指意念、思想、情志、心態、心理方面的鍛鍊和修持。一個練功者首先要重視品德的修養。孔子在《中庸》中說：「大德必得其壽。」唐代孫思邈說：「性既自善，內外百病皆不悉生，禍亂災害亦無由作，此養生之大徑也。」

《素問・上古天真論》說：「嗜慾不能勞其目，淫邪不能惑其心，遇知賢不肖，不懼於物，故合於道，所以皆度百歲而動作不衰者，以其德不危也。」對於心態、心理方面的修持，不過貪，不枉求，無故加之而不怒，猝然臨之而不驚，心平氣和，豁達開朗。功法中有「煉意」、「採氣」、胎息法、體呼吸、調氣御氣等，更使中樞神經、大腦組織或處於相對抑制狀態中，或沈浸在大、空、虛、靈、靜的美好狀態下，或使意念集中，思維專注，通過長期練功，得以使中樞神經、腦細胞得以開發、優化，從而思想敏捷，反應快速，加強記憶，善於悟解，與同年齡段的人相比顯得智力超前。

氣者，概言之可以說是最富有活力、最富有能量、最富有營養的精神物質。《素問・寶命全形論》中講：「人以天地之氣生，四時之法成。」

《難經》中云：「氣者，人之根本也。」氣是人體生命的根本和動力，充滿全身，運行不息，關係著人體之健康和長壽。中醫所講的氣，包括元氣、宗氣、營氣、衛氣。

《靈樞・刺節真邪》說：「真氣者，所受於天，與穀氣併，而充身者也。」人體之氣的來源，不外乎腎中之精氣，水穀之氣和從自然界吸入的清氣。腎中之精氣來自父母，水穀精氣來自脾胃，清氣來自自然界，經肺吸入體內。所以氣的生成與先天之精是否充足，後天之精是否盈盛，肺、脾、腎三臟的功能是否正常等，有著密切的關係。

由此可見，先天精氣稟於父母，並要注意後天飲食，特別是通過鍛鍊使肺、脾、腎功能優化，能很好地攝取水穀之氣及大自然的清氣，並不斷積氣、煉氣，使之內氣充盈。

形者，指形體、身體，包括外形、五官、四肢、百骸，還包括人的五臟六腑等。司馬遷說：「形者，生之具。」明代名醫張介賓云：「吾有大樂在吾有身。」他還指出，人的言談舉止，俊醜美惡，勇怯智愚，生死安危等都是以形體為前提的。沒有形體，什麼交往、建功立業都無從談起。練形包括四肢百骸、五臟六腑、九竅周身等等。

所以，「朱砂掌健身養生功」既有「珠璣運轉」，又有「潤臟澤腑」，更有「強筋健髓」等功法，通過鍛鍊達到健身強身之目的。

精者，《靈樞・經脈》中說：「人始生，先成精。」先天之精有賴於後天之精的不斷培植和補充，才能繼續充分發揮其生理效應。由於腎受五臟六腑之精而藏之，故而一般意義上所講的「精」，主要指腎精。《內經》指出：「人始生，先成精，精成而腦髓生，骨為幹，脈為營，筋為綱，肉為牆，皮膚堅而毛髮長。」

明代張介賓指出：「精不可竭，竭則真散，蓋精能生氣，氣能生神，營衛一身，莫大乎此。故善養生者，必保其精，精盈則氣盛，氣盛則神全，神全則身健，身健則病少，神氣堅強，老而益壯，皆本乎精也。」可見精是生命的基礎，它與人體生長發育、生殖機能、人的衰老和壽命長短均有密切聯繫。為此除了要護精、積精外，更重要的是加強固腎強筋的鍛鍊，使先天之精和後天之精均能得到充實加強，使之元精盈固。

神者，《靈樞·小針解》說：「神者，正氣也。」《景岳全書》中講：「神者，伸也。」這是指氣伸於外，也可以說是指整個人體生命活動的外在表現。精和氣是神的物質基礎和能量來源，精氣旺盛的人，其精神就旺盛，精氣不足的人，其精神就倦怠。所以我常說：「精足氣滿神溢。」就是這個意思。但神雖由精氣而生，但反過來又能支配精氣的活動。

張景岳曾講過：「雖神由精氣而生，然所以統馭精氣的為運用之至者，則又在吾心之神。」可見神是很重要的。唯有神在，才能有人的一切生命活動現象。

《呂氏春秋》說：「精神安乎形，而年壽得長矣。」神是一身的主宰，是整個人體生命活動的外在表現，人要精神飽滿、旺盛、正常，人體的形態，眼神、面容、言談舉止等，都蘊涵著神，也可以說是通常所說的神氣。所謂煉神就是通過練功使人精神飽滿、旺盛，神采奕奕，悠然自得，心曠神怡。

力者，指力量、力氣、力度、耐力、活力而言。在一般練功書中和功法中很少言及力，但「力」是一個人身強體健必然的內涵，是其外在表現。一個人身體很好，外在形象就不會是軟塌塌的，弱不禁風的人通過練功，就不會再手無縛雞之力，而會變得身形挺拔，精神抖擻，顯示出神采照人，有一定活力，在日常生活中表現出有一定力量、力氣和耐力。

在我國傳統功法中，有不少經過習練，能產生上述效果，例如「易筋經」、「八段錦」等，其中有不少抻筋拔骨，一鬆一緊的動作，俗云「筋長則力大」。還有武當派的一些功法，既能健身又能長力。

「朱砂掌健身養生功」的「強筋健髓」一部，動作一鬆一緊，腳抓地，雙掌下按，前推，上托，左右分撐，雙掌用力划弧，以及兩臂分別螺旋運轉，上下左右、四面八方撐力，頭微頂，腰反覆扭轉，都是矛盾撐力，螺旋力。練習日久，這個力量運用出來就是周身之力，就是整力，而不是拙力，不是笨力，不是死力。全身肌肉能鬆能緊，靜如淑女，動如行雲流水，發力如驚雷閃電。

以上所講的意、氣、形、精、神、力六個方面，雖各有側重，各有不同，但又是相互聯繫，相輔相成的。

問：練習「朱砂掌健身養生功」以後，還能練出「朱砂掌功」的功夫來嗎？

答：「朱砂掌健身養生功」是在「朱砂掌功」的基礎上形成的健身養生的功法。「朱砂掌功」的「築基圖」，仍是這部功法的精髓。青少年學功，如果身體條件不錯，就可多練「強筋健髓」這部功法。

練習日久，自會暗勁大長，整勁日增，打在對方身上會造成內傷，出現紅色手印，並且自己抗擊打的能力也日益增強。習練此部功法，會使武功精進，內氣充盈，出手快速，靈活多變，勁大力整，提高抗擊打功能。

問：學練「朱砂掌健身養生功」應注意什麼問題？如何循序漸進？在時間上怎樣安排？

答：學練此功首先應該明確練功的目的是什麼？追求什麼？練功目的是為了開慧增智，強身健體，防病治病，延年益壽。必須緊緊圍繞這個目的來練功，不可胡亂追求。

學練此功要搞清每一部功各是練什麼？能解決什麼問題？每一個式子是練什麼，解決什麼問題？熟悉每個動作的要領、要求、身型、姿勢、手型、部位、意念活動、動作路線、呼吸等。要取法自然，合乎自然，舒展大方，鬆活自如，不用拙力，不使僵勁，不憋氣、不努勁，呼吸順乎自然。

如果自己照書學習，可大致安排如下：「珠璣運轉」一部練半個月左右，就可以掌握了。進而學練「潤臟澤腑」，這部功共七個動作，前三個動作複雜些，約三天學好一個為宜；四、五兩式約二天學會一個；六、七式則一天即可學會一個。但整套動作要是練習自如了，則需二十天至一個月時間。

「強身健髓」一部，前五式共用五天就可以掌握了；後五式則需一周時間，共以半個月為準。這三部功法進行自學約兩個月時間。至於「煉意採氣」、「調氣御氣」兩部，可量力而行，逐漸領悟，可快可慢，自行安排即可。前三部功法也與自己學沒學過其他功法、領悟快慢、每天習練時間長短有關，前面所指兩個月時間僅是就一般而言。

至於每日練多長時間，一般來講應以半小時至一小時為宜，太短量不夠，太長了未必天天能保持。關鍵在於長流水不間斷，持之以恆，三天打魚兩天曬網是不足取的。

問：該功法內容較多，可否根據不同情況有選擇的練習？如果可以，怎樣選擇比較合適？

答：功法中的內容，根據不同的年齡段和不同的身體狀況，可以有選擇的練習。如青少年可以不練或少練「珠璣運轉」一部，因為這個年齡段的人一般腰腿比較靈活，而老人則應重視這部功法，因為年齡大了，關節向遲滯方面發展，腰腿靈活性降低。俗云「人老先從腿上老」，須每天練習此功，以保持靈活性，推遲延緩衰老過程。

「潤臟澤腑」這部功法，一般講老年人都應該練，因為隨年齡增長，臟腑功能也在減弱，或出現胃不好，肝不好，以及內分泌系統的毛病。練習此功可保持臟腑的生理功能，使其陰陽平衡。通過練功醫治出現的病症，從而保持身體健康。青少年如果臟腑不好，或有胃病、肝病、心臟病等也應練習此部功法，實現自我調節、自我修補、自我康復、自我優化臟腑生理功能。

「強筋健髓」功法，青少年宜多練，以助於身體發育良好，提高身體素質，加強免疫功能，防止或醫治眼疾，增強視力，開智增慧，美化容顏，身強體壯，增長力量。中老年人也要練習這部功法，以延緩推遲衰老，使之內氣充盈，保持青春活力，防治一些老年病，如肩周炎、頸椎病、腰椎病、糖尿病、心臟病、高血壓、痔瘡、腎病等等。

至於「煉意採氣」一部，腦力勞動者或投身於緊張工作環境中的朋友，可抽出時間來多練練，它很有利於消除疲勞，清醒頭腦，增添精力，得以更好地工作。「調氣御氣」一部，待掌握方法要領後，不一定每天練，自行掌握就可以了。

當然，本功法中的幾部功法，是一個完整體系，它是由淺入深、循序漸進的。最好開始時都涉獵一下，都練一練，而且根據自己的時間、身體狀況，每式練多少、用力大小等都要結合實際情況。練會後再結合自己的身體情況，哪些少練，哪些可暫不練，哪些需多練些？進行調節確定。

總之，既重視整體的提高和治療，又要有所側重，結合身體實際，有重點地練習。

至於男女問題，本功法認為沒有過大的差異，適合男女學練。

問：自學「朱砂掌健身養生功」會不會出偏？

答：不出偏差是本功法的特點之一。自學該功法也不會出偏。但一定要按書上對功法的要領、要求去練習，特別是順乎自然，不要意念過重，用力時掌握好「度」。

我發表「朱砂掌健身養生功」的目的，就是要使廣大武術、氣功愛好者能夠依此自行學練，所以在功理、功法、功效、功德諸方面都作了較詳細的闡述，並附有各式動作的圖解，希望在練前一定要很好學習，認真鑽研，嚴格按要求去學練，循序漸進，堅持不懈，必獲大益。

問：練「調氣御氣」五個式子時，呼吸怎樣配合動作？

答：這部功法主要是解決引氣、導氣、布氣、排氣、發放外氣的功法，除第四式「乾坤交泰」提了呼吸配合要求外，其它四式都未專門提到呼吸問題。也就是說，這四個式子都採取自然呼吸，不去考慮呼吸如何配合動作，只要認真專注地去體會氣感就行了。

如學練「降龍伏虎」，十指相對並合，是體會指尖的氣感活動；「坎離相對」，是體會兩掌間的氣感；「太極運轉」是體會以腰帶臂，兩手揉動圓球的氣感；「陰平陽秘」是體會兩掌對地的氣感，掌握探病的基本要領。

問：練習預備式的「沐浴脊側」，意念和眼睛有何要求？

答：做「沐浴脊側」，要求意念專注於兩拳上下摩擦脊椎兩側，這裡穴位密布，神經經絡穿行，做此動作等於自我按摩，可調整臟腑平衡，優化臟腑功能，有利於提高免疫力。不要過多地想眼睛是睜還是閉，看遠還是看近，最好眼對綠樹，而意念在脊側。

問：「朱砂掌健身養生功」的呼吸方式是胸式自然呼吸，還是腹式順呼吸或逆呼吸？

答：「朱砂掌健身養生功」對呼吸的要求總的說來是任其自然，平時怎樣呼吸就怎樣呼吸。在練功過程中，多一種要求就多一種意念，多一種負擔，不利於功力的長進，往往還起阻礙作用。要牢牢掌握「呼吸精氣，獨立守神，肌肉若一」的指導思想。如「珠璣運轉」這部功法，使呼吸與動作自然合拍就行了，不考慮什麼胸式、腹式。

「潤腑澤腑」這部功法，總的說來要以呼吸與動作協調、舒適為準，如「心腎相交」一節，導引心火下降，當然是呼氣引氣下行，吸氣氣就下不去，引腎水上騰時，當然要吸氣，呼氣就導不上來，它符合陰升陽降的立論。

「舒肝利脾」一式，吸氣時雙臂從身體兩側划弧上提，自然胸部氣滿，下落時呼氣，胸部氣消，這符合動作需要和生理活動。「敲山震海」一式，氣往下沉，顯然腹部用得多，腹式呼吸占主導地位。「全身抖動」則必然是隨意呼吸，任其自然。

「開肺健胃」一式，開始練習時動作呼吸配合協調，練習日久，功力深了，還可上、中、下三盤均是吸氣，最後十指相插，雙臂向前伸直推出是呼氣，這對擴大肺活量、調動肺葉和肺小泡的活動更為有利。

至於「強筋健髓」一部功法，總的原則是吸氣時全身放鬆，呼氣時十趾抓地，手用力，頭微頂，但練習功深，則可吸氣時意想用臍吸氣，呼氣時意想會陰，神形一致，體息合一，一吸百脈皆閉，一呼百脈皆開。

總之，服從功法內涵要求，動作與呼吸是協調一致的。這是本功法的特點。

問：練「朱砂掌健身養生功」呼吸時腹部有無凹凸變化?

答：本功法的呼吸，是自然呼吸，遵循著《內經》中所講的「呼吸精氣，獨立守神，肌肉若一」的原則。人在呼吸時，腹部和胸部都在一張一弛地活動著。練功初期，由於肺活量較小，這種活動不太明顯，練功日久，肺活量增大，其活動也隨之增大，凹凸變化較前自然明顯些。這是在練功中自然形成的。我們在練功時，無論是初練還是練到一定功力時，都不必去刻意追求，以順其自然為好。

問：練習「強筋健髓」功法時，是用力出掌，還是伸臂定型時用力？是快速出掌，還是慢速出掌？

答：「強筋健髓」功法練出的力不是明勁，而是暗力整勁，跟現代武術套路中快速出掌是兩回事。前五式吸氣時全身放鬆，呼氣時腳抓地，掌下按、前推、上托、分撐、劃弧用力下落，頭微上頂。後五式吸氣時全身放鬆，雙臂纏絲螺旋回收，呼氣時，雙臂纏絲螺旋伸出，以及以腰為軸回環扭轉，均是到達定位後用力上下分撐，形成周身的矛盾撐力。為此它不是用力出掌，也不是快速出掌，臂伸出時也不用力，只有達到定位手掌定型後才加力。

這樣練出的力量是整勁，是暗力，能踮身發力，用在人身上可發人致遠，踏在胸部可造成內傷，出現朱紅色手印，是故原名為「朱砂掌功」，只有這樣練習，才能練出這種效果。當然這種練習可積氣、煉氣，使內氣充盈，身強力壯，氣貫周身，還能承受擊打，同時有極高的健身醫病作用。

問：練習「朱砂掌健身養生功」為什麽不強調打通大小周天？

答：本功法具有自己的系統性、完整性、層次性、科學性。它是以人體結構、生理功能為基礎，以「周易」、中醫、武學、佛道經義真諦為指導，是以武術功法為基礎，吸收醫、道、儒、釋、民間功法中的營養而形成的上乘功法。通過練功能迅速調動自身潛能，通過活絡、氣血周流，達到內氣充盈、扶正祛邪、祛病強身、增智開慧，不追求什麼通大周天、小周天。實際上人身大小周天都是通的。

中醫有云：「通則不痛，不通則痛」。據此而論，練功之後才打通大小周天，那麼，未練功前大小周天不通，豈不周身上下前後左右通得一塌糊塗了嗎？實際上通過練功只是在這方面加強而已。

練習「朱砂掌健身養生功」能通經活絡，周流氣血，自然是大小周天都通了。

問：練習「強筋健髓」功時，如何理解呼氣時「瞪目遠視」？

答：瞪目遠視，一定要抓住個「度」。這個「度」，包括兩個內涵：一個是瞪目的度，不能過於用力瞪，更確切地說，不如用「睜」字，把眼睛睜開；一個是遠視的度，遠視當然是看遠，最好找一棵面前的綠樹，看出去要平視，不可仰看，也不要俯視（當然，「青龍望海」與「青龍尋珠」兩個動作，一個是向後下方看，一個是向後上方看，此爲例外）。向前看出去以二十公尺至五十公尺之間為宜，選一個固定目標。呼氣時如此，吸氣時則隨著全身放鬆，也把目光收回來。

這樣看出去、收回來，睜大、放鬆，使眼睛肌群一鬆一緊，改善血液循環，使新陳代謝良好，更重要的是使眼球一瞪一鬆，一張一弛，加強運動，運用眼球的自我張力，改善它的形狀，使視物的焦點落在正確的位置上，從而使視力得到改善。

問：練功時，是否始終舌抵上顎？

答：在功法中我沒有特別強調這一點，但根據我多年的練功體驗和教功實踐，只要做到「口微閉」就可以了。一般說來口微閉自然舌就抵到上顎，練習動功即使舌不抵上顎也關係不大，所以不必過多考慮這個問題。

問：練習「潤臟澤腑」功時，第一式如何過渡到第二式？第二式如何過渡到第三式？

答：這個問題不必過多考慮，以簡便、舒適、方便為準則。如第一式「開肺健胃」收勢時，雙手十指相插，手心向外推出，轉入第二式「心腎相交」，只要兩手鬆開，改成手指朝前成俯掌，兩手距離與肩同寬，轉入吸氣，雙手緩緩回拉就轉入第二式了。第二式轉入第三式時，正是第二式雙手反轉抖動，接著兩手下落，兩臂分開從身體兩側到背後腰部，兩隻手分別捂按自己的左右腎俞就行了。其他幾式亦大體如此，自可領悟。

問：練習「強筋健髓」功時，如何由第一式過渡到第二式，以至第三式、第四式、第五式呢？後五式即龍部動作，各式之間又如何過渡呢？

答：虎部第一式過渡到第二式，只要第一式做完，雙手上抬與肩同高做第二式就可以了。關健是吸氣時全身放鬆，呼氣時腳抓地、手用力、頭微頂、瞪目叩齒、提肝實腹，至於手上抬時多呼吸一次少呼吸一次都可以。第二式轉入第三式時與前相同。第三式轉入第四式時是兩手向身體兩邊分落下去，左右臂相平時就可做第四式。第四式轉入第五式，是在第四式做完後雙臂下落，兩手在大胯兩側，吸氣時身體向左轉，左右手同時上提，手指向上，交叉於胸前，上舉至頭頂，再分落下來轉入呼氣就可以了。

至於龍部五個動作轉換方法也大致與此差不多，在「強筋健髓」功法中有圖形，有路線圖，仔細閱讀，認真揣摩是不難弄清楚的。

問：練習「煉意」功時對呼吸有沒有什麼要求？

答：該功重點在練習意念活動。練習時全身一定要放鬆，呼吸一定要自然，不必去管呼吸如何。雖有動作，但要本著鬆、慢、勻的原則，要心平氣和，呼吸聽其自然，根據導引詞的內容，加強自己的想像力，使自己沈浸在一個大、空、虛、靈、靜的美好、舒適、安詳的境界中，以調動自身潛能，消除疲勞，清醒頭腦，修補、改善、優化自己的神經系統、消化系統、循環系統、內分泌系統等。

問：「強筋健髓」功中的「虎掌摸蒼穹」中的摸和撐，怎樣理解？怎樣做？

答：該功的前四個式子都是直線運動，唯第五式「虎掌摸蒼穹」，兩手是弧線運動，在練習中吸氣時以腰為軸向左或右轉動，雙手交叉上舉，當舉至頭頂上方，雙臂伸直時轉入呼氣。這時雙臂雙掌用力向外划弧往下落，如摸蒼天一樣。

古代有「天圓地方」之說，我們站在無建築物的曠野、草原，就會感到蔚藍色的天空籠著大地，好似一個圓形，練功時划弧外撐，好像雙掌從天空的頂端順著圓形往下用力摸下來一樣，所以叫做「虎掌摸蒼穹」。

問：一邊練功，一邊默記動作次數，是否對練功有影響？

答：一邊練功，一邊默記練功次數，開始時對練功是會有一定影響。因為對每個式子的要領，動作還不夠熟練，又要想動作，又要想要領，又要默記次數，是讓人感到有點顧不過來，顧此失彼。但當你練過一段時間後，動作熟悉了，要領記住了，這時默記次數就影響不大了。這要有個過程。

問：「潤臟澤腑」功法中的「抖動全身」一式，為什麼要大虛腋？

答：因大虛腋才能使身體很好地放鬆，才有利於全身抖動起來。如果胳肢窩夾著，虛得不大，兩肩兩臂就不易放鬆，就達不到抖動全身的要求。

問：練習「強筋健髓」功的動作時，呼氣時雙腿是微屈呢？還是伸直的呢？

答：「強筋健髓」功的十個動作，除「青龍騰雲潛海」一式呼氣時，腿是騎龍步外，其餘九式雙腿均是直的，因爲十趾抓地，用上力量，腿自然就成直的。也只有這樣，腳趾才能用上力量，才能更好地提肛，才能起到抻筋拔骨的作用，才能形成全身的矛盾撐力。當轉入吸氣、全身放鬆時，兩腿放鬆了，當然就不再是繃直的，而是略有彎屈。如此一屈一直，一鬆一緊，才能使小腹鼓盈，使內臟受到按摩。

問：在「強身健髓」功中，自第五式起是有左有右的，這樣如何計算練習次數？是兩邊各算一次，還是左右合起來算一次？

答：這一點可以隨意些。一般來講左一次右一次，可以算作兩次，如果你時間充裕，對做這個動作感興趣，左右合算一次也可以。

問：在功理中您主張人支配氣的鍛鍊方法，而不主張氣支配人，為什麽？

答：我是主張在自我鍛鍊中人支配氣，而不主張氣支配人。當然，練習氣支配人的自發動功，也能醫治一些病，但其跑氣較多，不能起到聚氣蓄氣而身強體壯的目的。≪大成捷要≫書的序言中曾講到：「近一方士教人伏氣捏訣，頃刻開關，忽笑忽啼，練者謂為奇術，觀著駭其風猋，亘可哀矣。」

問：練習「朱砂掌健身養生功」的同時，能否堅持練習已當握的其他儒、道、醫、釋氣功？

答：「朱砂掌健身養生功」本身就吸收有儒、道、醫、釋等各家功法的營養，形成意、氣、形、精、神、力的全面鍛鍊。練過其他的功法，如果所練功法好，可以同練，互有補益。不過現在流行的功法中亘莠不齊，有的較好，也有一些是誤人的。應注意檢驗已學過的功法是否科學有效，如果不科學，效果太差就不要再練了。

再者，一個人的精力和時間總是有限的，不可能同時兼顧多種功法，最好選擇一種比較科學的功法，堅持不懈地練下去。

問：在練功中對呼吸的長短有沒有要求？

答：練功中的呼吸方法，就是我們日常的呼吸方法，長短並沒有具體要求。根據自己的肺活量，原則上應舒適自然，不要有意延長呼吸，造成憋氣、胸悶等不良現象，以致影響練功效果。

問：在理論上要求呼吸自然，但在練「強筋健髓」功呼氣時手掌用力，呼吸容易緊張，怎麼辦？

答：初練功法時，普遍存在這一類問題，這是很自然的。從學習功法、理解功法到掌握功法、熟練功法，需要經過一段過程，學練「朱砂掌健身養生功」也不例外。習練中在兩掌用力時很容易氣粗、氣快、不穩、不勻，這要經過一段習練，動作習慣了、協調了、上下一致了、不那麼緊張了，呼氣配合也就順當了。此外，在手掌用力、呼氣後轉吸氣時，不要急於快速吸氣，還應保持自然呼吸，同時，緊張的肢體要立即隨吸氣盡量放鬆。

問：練功中是用鼻呼吸還是用口呼吸？

答：用鼻呼吸。有時呼氣用口也是可以的。

問：在功理中講到「吸之深」，這樣是否違背了順乎自然的呼吸法則？

答：「吸之深」是練功中逐步形成的，是練功深入的一種表現，並非要求學員在初練功時便做深呼吸。呼吸長短須因人而異，不能強求一律，硬做深呼吸，只會影響功夫的長進，初學者對此尤應注意，不可冒進或任意模仿他人。

問：練功時，能否延長呼吸，使動作做得慢一些？

答：練功要求順乎自然。你如果在練功時延長呼吸、放慢動作後，感到更加舒適合宜，就可以這樣做。反之，如果感到胸悶憋氣，效果就不好，應及時予以調整。呼吸還是以自然為好，隨著功力的長進，肺活量的增加，會逐漸慢下來的。

問：初練「強筋健髓」功時，呼氣與吸氣為什麼不加意念？

答：本功是從人體科學出發，從順其自然考慮，從循序漸進安排，從如何練功走捷徑、不出偏著眼，所以強調了初練「強筋健髓」功時不要去想吸氣時如何引氣，呼氣時如何意領氣走，只想到吸氣時全身放鬆，呼氣時雙掌用力，十趾抓地，頭微頂及導引動作就行了。實際上在這樣做時，意念已在起支配引導作用，只不過未特別強調意領氣走罷了。在練功中意、氣、力是不能分割的。

問：練功時，呼氣和吸氣的長短是否相同？

答：練功時要求呼吸自然，其長無具體要求，以舒適自然為準。但在呼吸時，呼出的量與吸入的量應當是基本相等的，不過有差距時人體自會調整，不要人為地去計算「出多入少」還是「出少入多」，以免因此違反自然的法則，造成憋氣、氣悶、氣不夠用的弊病。

問：練習「強筋健髓」功時，講到「吸氣入丹田」，是使氣從鼻沿任脈進入丹田嗎？

答：「吸氣入丹田」是練習本功法日久後形成的一種自我感覺，在練功中不必刻意去追求。所以我在書中一再要求，只要做到吸氣時全身放鬆，呼氣時緊勁就可以了。這樣天長日久，自有體會，不必去追求走什麼經絡路線。

問：氣自丹田貫達雙掌，循什麼路線行走？

答：在練功時不要去考慮氣從什麼地方走，要順其自然，呼氣時意注兩掌就可以了。練功到一定程度，對此會有體會，過早考慮這考慮那，會影響功力的長進。

由於各人身體素質不同，練法也有差異，也會各有各的體會。如有的人體會是自丹田直貫雙臂到掌，有的體會內氣自丹田經會陰、命門、夾脊而達雙臂，貫於兩掌。

問：練習「強筋健髓」功時，如何把握每式動作呼吸的長短？

答：要求吸氣時放鬆，呼氣時用力，呼吸長短越自然越好，並與動作協調一致，呼吸短，動作要快些，相反則慢些，動作與呼吸相配合。

問：練習「強筋健髓」功前四式時，是否吸氣時收回掌，呼氣時再出掌？

答：該功虎部動作要求隨著一呼一吸，全身一張一弛。吸氣時全身放鬆，雙臂也應放鬆而自然彎屈，稍有內收；手掌放鬆，並隨雙臂彎屈也稍有回收。但這一切都是順乎自然而出現的，不是用意回收手掌，然後再出掌。

問：吸氣時氣入丹田，呼氣時意領氣走，氣自丹田貫達雙掌，在體內有什麼感覺？

答：呼吸是靠肺部和橫膈膜的作用，一縮一張，吸入的空氣無論如何是到不了丹田的。有這種感覺是因練功日久，膈肌活動幅度加大產生的效應。

呼氣時意領氣走，氣自丹田貫達雙掌，練功日久，可細細體察。當雙掌下按、前推、上托時，自會感到有股氣流自丹田到達雙掌。不過，不必要過多地在這方面去想罷了。

問：「瞪目遠視」是否就是「怒目遠視」？

答：「瞪目遠視」完全不同於「怒目遠視」。瞪目遠視是眼睛睜大，看遠，也要掌握個度。怒目遠視則是帶怒而視，而且是拚命用力，以泄己怒，若以此來練功就違背了「朱砂掌健身養生功」法乎自然、順乎自然、合乎自然的原則。

問：練功中需要立掌時，為什麼手掌總立不起來？怎麼辦？

答：立掌的做法，要以合乎自然為度，兩臂伸出時，兩掌手指向上就行了，並不要非直立不成，沒有練功基礎的人，兩臂前推兩掌用力時，小臂與掌很難做到成九十度的直角，掌總有些前傾，這是腕關節柔韌性較差的緣故。天長日久，練功有素，會自然而然地逐漸直立。

問：做「虎掌前推」、「虎掌托天」兩式時容易僵肩，怎樣做能使之放鬆？

答：初學功時一般都有這種現象，因肩膀之力大於兩掌，用力時容易上肩，在練功時注意，雙肩要放鬆，用力點要放在雙掌上，這樣就消除了僵肩和硬勁兒，練功也會感到輕鬆舒適。

問：怎樣做到「頭微頂」？

答：這個動作很簡單，就是頭不要前俯後仰，而往上微頂，做到頭頂項直，正如太極拳所云「頭頂懸」，但較之又稍加點勁，切不可用力過多，否則意重力大，會引起頭暈不良反應。

問：「十趾抓地，收肛實腹」的功用何在？

答：十趾抓地的作用在於：足三陰肝、脾、胃經，足三陽胃、膽經，膀胱經的井穴都在十個腳趾上，而且陰、陽蹺脈，陰、陽維脈也起兩踝上方。通過十趾抓地刺激雙足雙腿各條經絡，可使經絡氣血正常運行，治療相應臟腑疾病，加強臟腑功能。同時，因吸氣時放鬆，呼氣時抓緊，使腰腿的筋骨、肌肉、血脈都得到鍛鍊而加強了功能。

收肛實腹的作用有三

1.一呼一吸的收肛實腹可使腹內臟腑得到按摩，從而加強臟腑功能，達到治療臟腑疾病的目的。

2.收肛實腹還起到刺激會陰穴的作用，會陰穴在人體是至關重要的，古稱「生死戶」。人體最重要的沖、任、督三脈皆起於小腹中，而出於會陰之間。沖脈由會陰出並少陰擠臍上行繞絡口唇；任脈由會陰行於腹；督脈由會陰而行於背，此三脈同起一源。任脈是諸陰之海，督脈是諸陽之海，沖脈上自頭，下至足，後至背，前自腹，內自谿谷，外至肌肉，陰陽表裡無所不涉，故為十二經之海。通過收肛按摩會陰，能加強全身經絡的內氣流注，對身體健康的意義是不言而喻的。

3.俗話說，十人九痔，通過收肛使肛門運動，能改善肛門部位的血液循環，治療痔瘻。所以有「天門常開，地門常閉」的說法。「地門常閉」即指收肛。

問：做「強筋健髓」功時，腿是否要保持微屈狀態？

答：在呼氣時要求「十趾抓地，提肛實腹」，「牙齒相叩」、「瞪目遠視」。十趾抓地用力時，兩腿伸直，這樣才能「提肛實腹」。如果兩腿微屈，十趾就不可能使上勁，抓地不力，也就難以「提肛實腹」。不但動作上不舒服，內氣運行也不通順。所以在練此功呼氣時，腿不應呈微屈狀態。

問：「收肛實腹」與有人講的「收腹提肛」是不是一回事？

答：「收肛實腹」與「收腹提肛」，其中的「收肛」和「提肛」是相同的。氣功功法中都要求肛門內收上提，即「縮穀道」。而「實腹」與「收腹」是有區別的：一個是腹部充實，一個是腹部內收。「收腹提肛」是將氣呼盡，小腹內凹，而本功法要求的「實腹」和武術套路中的氣沈丹田相似，即小腹充實。如此，兩掌發勁才整。這也是練功日久後才能體會到的「氣自丹田貫達雙掌」的前提。呼氣時雙掌用力，十趾抓地，小腹自然會充實，不必去刻意追求。

問：呼氣時，怎樣做「收肛實腹」？實腹就是挺肚嗎？

答：「收肛實腹」是要求在呼氣時，穀道上提，小腹充實。只要你按要求去做，兩腳分開與肩同寬，腳尖向前，呼氣時雙掌用力，十趾抓地，頭微頂，自然就會「收肛實腹」了。如果有意去做「收肛實腹」，效果更好。

如今社會上某些功法，基本抄襲了本功法，但又在個別字詞上作了更動，例如把「實腹」改成「凸肚」，你提的「挺肚」也可能由此而來。其實，這一改動就出笑話，故意去挺肚子又怎能順乎自然？因此，要求小腹外凸、挺肚是完全錯誤的。

問：做「青龍望海」、「青龍尋珠」時，腰轉多少度為宜？

答：做這兩個式子時，腰的轉動度以力所能及為宜。

問：用意運氣時，精神越集中越好，還是要求似守非守？

答：本功法用意運氣到達兩掌，只要按我講的，吸時鬆呼時緊地去練，練一段時間，自己一想氣到哪裡？就會到那裡。用不著意念過重。

問：練「強筋健髓」功時，吸氣時伸直的小臂內收彎屈度以多大為宜？

答：在本功法中，只提到「吸氣時全身放鬆」，沒有提及手臂回收的彎屈度。全身放鬆當然也包括手臂的放鬆。手臂在用力時呈伸直狀，而放鬆時必然會稍有彎屈。

至於吸氣時手臂的彎屈度應有多大，書中沒有規定，原因是要求順乎自然，彎屈的幅度越自然越好，若規定其大小，加上意和力就不好了。手臂彎屈的目的是放鬆，是為了下一次呼氣時能手掌用力。

問：在練「強筋健髓」功時，能否在放鬆吸氣時同時採氣？

答：本功法的動作和呼吸一定要配合。放鬆吸氣時，加採氣意念也是可以的。不過初練時不宜這樣做，待練功到一定程度，熟練後，這樣做是對的。

問：手掌用力時，十趾抓地和叩齒的用力程度如何？

答：練習本功應求其自然，怎樣才能做到「自然」，是初練功者應探索的問題。功法要求中的「放鬆」、「用力」都是有限度的，「放鬆」不是全身鬆懈癱軟，「用力」不是使拙勁兒、狠勁兒，要遵循自然的自然狀態，不拿勁兒，不造勁兒，一切順應自然。

十趾抓地的用力可大些，有入地三分之感，當然也不可超過體力允許的條件使蠻力；叩齒，上下齒相對時不用力狠咬，以舒適為度。依此練習即可。

問：「十趾抓地，收肛實腹，牙齒相叩」會不會引起高血壓？

答：練功按要領去練，不會引起血壓升高。十趾抓地，意、氣、力是下行的，氣是血之頭，十趾抓地不會引起血壓升高。收肛實腹是十趾抓地的必然效應，對血壓更無影響。牙齒相叩，不要拼命用力咬，只是叩，也不會使血壓升高。

問：練「強筋健髓」功時用的是什麼掌形？

答：掌形是五指自然伸直。所謂自然伸直就不是挺直，挺直則僵。也不是併攏，併攏則滯。其形有如瓦攏掌，但又要吸氣時放鬆，呼氣時用力，「青龍騰雲潛海」一式的掌形則類似八字掌。

問：怎樣理解「勁大力整」？

答：本功法練到一定程度後，內氣充盈，氣運周身，能夠意氣合一，隨心所欲。發勁時力大氣整，正如拳論中說的「意到氣到，氣到力到」。拳、掌擊出去，是集周身之功力於一點，非一臂一腿之功，沒練過功的人不易做到這點的，往往擊拳是單臂之力，踢腿也只是腿的力量，這與整勁不同。

問：怎樣理解「氣貫雙掌」？

答：初練掌功時，意在雙掌，內氣自然會貫達到雙掌。至於內氣怎樣貫到手上去的，內氣從哪兒上來的？都不要去管它，日子一久，水到渠成，自有體會，現在講這些，對初學者無益。

問：我練「強筋健髓」功的虎部動作時，四肢關節咯咯作響，是怎麼回事？

答：「強筋健髓」功的虎部動作要求「呼氣時頭微頂，雙掌用力下按，十趾抓地」，這就起到了抻筋拔骨的作用。我們在日生活中，身體各部都處於鬆弛狀態，很少有頭上頂、趾抓地、手下按的同步動作，骨骼也處於和身體的動作相隨的活動。當練功時下按、前推、上舉，骨骼相互抻拉，就改變了原來的自然活動狀態，因而引起響聲。另外，練功有素的某些人也會出現響聲，這又是關節靈活的反映。

問：練好「朱砂掌健身養生功」後，能否選練其他功法？

答：「朱砂掌健身養生功」的功法，包含了氣功的意、氣、形、精、神、力全面綜合鍛鍊，它具有剛柔相濟，陰陽轉化，動靜相兼的優點，「掌功」練好了，不但可以練其它功法，還可以和武功相結合，並且能增長武功功力。不過選擇功法要慎重，一定要選擇好的功法，不要盲目追求超現實的功夫，不健康的功法。

問：練習「煉意採氣」時，是睜眼還是閉眼？

答：煉意要保持安詳靜寂，發揮高度的想像力，睜眼容易被外界客觀事物擾亂自己的思維，所以閉眼比睜眼效果好，初練者更是如此。當然，如果功夫深，練功時能夠做到視而不見，不受任何外界事物的干擾，一念在身它念無，有物不見物，意念高度集中，不暇思亂想，不被所見事物影響，也可以睜眼練。

總之，要根據自己的情況，只要能做到思想專一，意不外馳，不受七情六慾的干擾，睜眼、閉眼都一樣。

練習「採氣」時可以睜眼，目光對準初升的太陽（光強時不可對準日光）、藍天、夜晚的圓月、星辰、公園的松柏進行採氣，也可以閉上眼睛用意念進行採氣，兩者均可。

問：怎樣理解「煉意」中的「我即是佛，佛即是我」？

答：在練功中，發揮自己的想像力進入導引辭的境界，進入角色，想像自己本身就是佛，佛我融為一體，脫離塵世，無憂無慮，四大皆空，忘卻一切，從而使中樞神經和大腦組織得到相對抑制，得到修補和調整，並開發和利用那些一般尚未利用的腦細胞的潛在力量，增慧開智，有利於工作和學習，以及增進身體健康。

問：什麼是運氣？怎樣運氣？

答：「運氣」是一種意念行為，就是氣以意領，在體內運轉，意在哪裡？氣也就運到了那裡。所謂「意到氣到」就是這種意思。

問：「調氣御氣」功中「乾坤交泰」一式，兩腿伸屈度應如何？

答：習練這一動作時，兩腿叉開站穩，自然伸直，稍有彎屈也可以。

問：在承受排打時，是主動運氣到被排打部位，還是指練功後自然能產生抗勁？

答：這要看個人的功力如何了，一般講練功功成後，都能承受排打，被打哪裡？氣就自然貫到那裡。功夫深者，可形成條件反射，突然被擊打，也自然運氣抗擊。

問：騎龍步與弓步、馬步有何區別？

答：龍步和弓步、馬步都是武術的步型，弓步是前腿彎屈，後腿伸直，馬步是兩腿彎下蹲。騎龍步介乎於兩者之間，即前腿略弓（弓幅不如弓步），後腿略屈（屈度不如馬步）。

問：練習「朱砂掌健身養生功」是否講究在不同的時辰有不同的朝向？

答：練習本功法除具備練氣功應具備的放鬆、自然的條件外，對時間、場地、練功方向都不作嚴格規定，一般講，早晨練功，面向東方為宜，晚上練功，以對月為佳，即使未按此要求，只要堅持練功，就能獲益。

問：在日常工作和生活中，能否抓住零散時間練功？因時間不長，不能按照要求的次數練完，是否有效？

答：「朱砂掌健身養生功」內容豐富，習練方式亦可多樣，既可連貫起來練，也可以分開練，練哪一部、練哪兒個式子、練幾次，都可以根據條件、時間自行安排，每天堅持不懈地練習，都會取得一定的功能、功效。

問：如果是練武術的，能否把武術基本功、套路和「朱砂掌健身養生功」同時練習？怎樣安排練習順序？

答：「朱砂掌健身養生功」源於武術內功。俗云：「練武不練功，到老一場空。」單練「強筋健髓」功，可與其他武術基本功和套路混練，其他幾部放在武術之前為宜，「煉意採氣」功放在最後練較好，以消除疲勞，使氣血暢通，增補內氣。「調氣御氣」功可以不練。

當然還可以自己慢慢琢磨體會，摸索出適合自己情況的安排方法。

問：練習「朱砂掌健身養生功」能否逐漸減少睡眠時間？

答：練功日久，臟腑和順，神經有序，精力充沛，體力增強。消化好，睡眠質量高，睡眠時間有時減少些，也仍會精神飽滿。練習本功要適當安排好練功時間，不能多練時可以少練，也可以分練，不要用減少睡眠時間的辦法來增加練功時間，勞累一天得不到很好的休息，對練功也無益處。

問：中學生怎樣安排練功的時間？

答：除正常上課外，任何時間都可以練功，無須規定什麼時間，可根據自己的課餘時間自行安排。有時間就多練點，時間少就少練點。早晨、課間、課外活動時間都可以安排學練。這樣持之以恆，就能收到預定的效果。

問：晚上睡覺前練功好不好？

答：練功要選擇適當的時間和地方，以自然舒適為原則，以促進健康為目的。如果練功後感到睡眠舒適坦然，也可以在睡前練功，如果不感到舒服，就提前一些時間練功。

問：全部功法練完以後，「調氣御氣」一部能否少練？是否能隔一段時間再練？

答：這部功法雖然包括意、氣、形三個方面，但主要是練習引氣、導氣、發氣、排氣、採氣、布氣等的功法。這部功法練過一段後，就可以選練、少練、隔幾天再練均可。

問：我練「朱砂掌健身養生功」時，手掌發出檀香味，這種氣味有什麼作用？說明了什麼？

答：練習本功法可以使中樞神經、大腦皮膚得到修補、調整、改善，通經活絡，發揮人體潛能，有利於人體排除病氣，恢復健康。由於練功日久，疾病消除，身體健康，通過練功也可以發出反映身體健康的香氣。

由於練功人的體質、健康狀況以及所在的地區、練功地點、生活環境、飲食調節、練功層次等的不同，排出、發出的氣味也不同，氣味也有差異。你發出的氣有「檀香味」，是好現象，是氣血周流、身體健康，內氣充盈的反映。氣味好壞是由健康程度決定的，身體有病，發出的氣味就難聞，身體健康，就會發出好氣味兒。氣味不好，也不要有什麼負擔，是疾病引起的，經過不斷練功，吸清排濁，會改變這種狀況。

問：「瞪目遠視」時，雙眼刺痛，難以堅持怎麼辦？

答：瞪目遠視時，兩眼睜得過大，眼肌過於緊張及有眼疾或有肝病的人，練功時可能覺得不舒服，但感到刺痛還很少見。要明確「瞪目」不是「怒目」，眼睛睜大要自然，不要勉強硬撐，要適度。如感到刺痛，可以減到不刺痛為度。另外還可以去醫院檢查一下是否有什麼眼疾。

問：為何做「虎掌托天」時，感到手臂麻木？

答：練功要順乎自然，違背了這一原則就會出現異常現象，造成不適。如果沒有其他病症的話，上述所說情況可能是練功用力過大、過猛，失其度，兩肩過緊所致。攺注意練功時力量要掌握適當，雙肩放鬆，力量要在兩掌。這樣習練，上述現象即會消失。

問：練功中常忘記動作次數，只好感到差不多就換下一式，這樣做會影響功效嗎？

答：練功記不住次數，是因為不太習慣，慢慢習慣後就記住了。一個式子多練幾下，少練幾下，都不會影響練功效果。

問：熟練全套功法後，一有空閒便想任意擇取一式，哪怕是三、五分鐘也練，這樣做對練功是否有影響？

答：本功法源於武術，它的特點也具有武術功法的特點。有空練幾個式子，或練形，或練意，或採氣均可。時間短就少練，有時間則多練一點。練功時要注意，時間雖短，但不可馬虎從事，應嚴格按功法要求、要領認真習練。

問：一練「調氣御氣」幾個式子，就感到兩手有相互吸引的氣感，以後一有空就練這部功法，這樣好不好？

答：本功以「珠璣運轉」、「潤臟澤腑」、「強筋健髓」為基礎，要多練。一有空就練「調氣御氣」一部，不好。有空時偶爾練練也無不可，但決不能捨本逐末。

問：在身體感到疲勞不適時，能否堅持練功？

答：身體感到疲勞或不適時，仍能堅持練功，通過練功可以減輕疲勞或不適，但要注意掌握個「度」。

問：「朱砂掌健身養生功」的修煉講不講火候？

答：練功不受約束，不受限制，也談不上什麼火候。練習的時間長短、次數多少，可根據個人情況自行安排，不會因此出偏。循序漸進，功能功力會逐漸提高。

問：練「朱砂掌健身養生功」有無補瀉問題？

答：有些氣功功法專門講如何練是補，如何練是瀉，本功法不在這方面作文章，它是通過練功積累內氣，運行全身，其病氣、毒氣、濁氣隨功法內涵動作導引練功的深入自行推出。如果講補瀉的話，吸是補，採氣是補，意念散出濁氣、毒氣、病氣就是瀉。

問：有的氣功書說，練功中有屁不要放，練功後不能上大小便，這話對嗎？

答：本功法不作這些規定和要求，我認為這樣做違反人的生理要求。練功中五臟六腑得到按摩和鍛鍊，存於腹內的濁氣受排擠必定要排出，這是自然現象；如果體內濁氣不排出而被體內吸收，或仍存於腹內是有害無益的。練後若有便也可排出。一般在練功前，最好能將大、小便排盡，這樣有利於練功。

問：在寒冷的冬季練功應注意什麼？

答：冬季練功可以提高禦寒能力，可以多練，加速功能、功效的進展和功力的提高，但也應注意以下幾點：

1.穿衣要合適，過多不易伸展，過少易受寒。練功前可少穿些，練完後要及時穿衣服，不要「冷穿熱脫」。也就是說，練功時少穿點不要緊，一練就熱了，但不要熱了就脫，這樣易感冒受涼。

2.在室內練功要先打開窗戶通氣，換風換空氣，然後關好窗戶再練。

3.大風天不宜在室外練功，呼吸冷空氣過多對身體不利。

4.練功出了汗，濕了衣服，停練後應及時更換內衣，否則會感到不舒服，並容易生病。

問：在炎熱季節練功應注意什麼？

答：我國幅員遼闊，南北氣溫相差較大。在夏季，長江流域的氣溫更高。在高溫下練功要注意以下幾點：

1.最好選擇黎明前後或傍晚時練功，一般情況下，這時氣溫較低。

2.如果沒有公園、芳草、樹蔭的條件，可在室內練習。在室內要保持空氣流通，練功不要用力過大、過猛，要掌握個「度」。

3.練功前不要大量飲水，避免身體過熱而出大汗，練完一個或幾個式子後，可擦擦汗稍微休息一下再練。

4.練功後：最好能洗個熱水澡，不宜用涼水沖洗。

問：練朱砂掌功能否同時練鐵砂掌？如同練應注意什麼？

答：朱砂掌功與鐵砂掌功之間有共性也有差異。朱砂掌功練氣、練力、練形，練的是暗勁、內勁。鐵砂掌功久練也能調動內氣，但它練的是明勁、剛勁，練成後可開磚裂石，技擊時可使人骨斷筋折。這是它們的不相同處。

相同的地方都是練的掌功，氣貫雙掌這一點是相同的。這兩套功有相輔相成的作用。但如這兩種功法同練，最好在不同時間裡練習，如果早晨練朱砂掌功，晚上可練鐵砂掌，或隔開時間練。

問：因故中斷練習，要不要做收功？

答：不管練什麼功法，在停練後都要做一下收功，把因練功活躍在體內的內氣收攏起來，活動一下，使身體各部恢復常態。練功後不做收功，身體或某個部位容易產生不適及其它弊端。所以在功法停練或中斷後，都要做一下收功的動作。

問：學會本功法後，在練習中，如因時間有限，選擇哪些式子堅持練習效果較好？

答：練習本功法是有重點的。根據年齡段的不同各有側重，但根本的是「潤臟澤腑」和「強筋健髓」。如果時間短，工作忙，抓緊時間抽空將這兩部功練完，每式可做十二次，最少每式五次。如時間還不夠，也可選練幾式。

問：練功期間，因故停練一段時間，會不會前功盡棄？

答：本功可以全套練，也可分練，練一兩個式子也可以，只要練，對身體只有好處而沒有壞處。練功最好不要三天打魚，兩天曬網，如因特殊情況不得不停練時，那麼停練的「一段時間」如較短，還不致於前功盡棄；如果較長，已有的功力就會逐漸衰退，到再恢復開始練功時，便不得不從頭開始了。

問：此功一日練幾次為宜？一次要練多長時間？

答：練功的次數和時間，一般講，應在早晨練功半小時到一小時左右為宜，如果晚上時間充裕，也可早、晚各練一次，每次不少於半小時。就這樣持之以恆，堅持鍛鍊，就能出功。

如果因工作關係，晝夜三班倒，時間不固定，每天最好要練一遍，或者見縫插針地練也可以。練功次數要根據具體情況決定，但最好能堅持每日練功不間斷，日久自會出功夫。如果時間允許也可以增加次數，增加練功時間，但要量力而行。

問：練習「朱砂掌健身養生功」要不要同時練「封口功」？或功成後能否「封口」？

答：有的功法在練到一定程度後，有練習「封口」一說。據說練了此功，可以永遠保持功力不衰不退，不會因停練該功而功力下降。這種說法是沒有科學根據的，也是違背人的活動規律的。人的生命在於運動，必須天天活動。俗云：「學如逆水行舟，不進則退。」練功講究持之以恆，貴在堅持。如年紀大了，可以根據身體情況少練些，以保持功力不衰，如果完全不練，儘管「封了口」，也照樣會功力下降或喪失。

問：女性練「朱砂掌健身養生功」和男性有什麼不同之處？

答：練習本功法，不分男女老少，人人可練。不過女性在經期時，練「強筋健髓」功時要輕，用力要小，適可而止，不可過力，待經期過後再按正常方法和運動量練功。

問：練「朱砂掌健身養生功」可承受排打，但練功時要不要練排打？

答：本功是為了強身健體，但練功日久，能氣運周身，也自能經受排打，如果為了技擊上的目的，在這方面更加強，當然也可以在練功的同時練習排打。不過，我認為還是以不練排打功為宜。

問：練習「朱砂掌健身養生功」後，接練倒立可以嗎？

答：練功後，可以和任何功法、拳法同練，沒有什麼禁忌，當然也包括練倒立等其他基本動作。

問：練功時，別人在附近能否偷我的氣？怎樣防止別人偷氣？

答：我認為被人偷氣之說是不存在的，完全是心理作用。練好功法，身體強壯，精神健康，會無所畏懼的。

問：「朱砂掌健身養生功」練到什麼程度才能受排打？它與硬氣功的排打有什麼不同？

答：本功法達到意氣合一，氣隨意走，力隨氣走，周身一家，筋強骨壯，肌肉結實，鬆緊自如，就能承受排打。這種承受能力與硬氣功相比，還是有區別的。硬氣功的功夫是排打出來的，皮肉經常受到摩擦、撞擊、排打，因而皮厚肉實，能抗打。而本功法自始至終順乎自然，符合生理條件，是以意到氣到、氣貫周身來承受排打。可以說二者一外一內，有異曲同工之妙。

問：練功時能否扎緊腰帶？

答：與平時一樣，扎得鬆緊適度即可。無需扎得過緊，也不必像其他功法一樣放鬆腰帶。有人練功時習慣繫練功腰帶，若有此習慣，也可使用，但要適度，不要過緊。沒有這種習慣的，就不一定要繫這種腰帶。

問：洗冷水浴或熱水浴的前後多長時間可以練功？

答：關於功前功後進行冷、熱水浴，要依自身條件和習慣來定，練功以舒適為度。一般說來，功前、功後進行熱水浴無妨，但冷水浴與練功應有一定的間隔時間，其時間長短，均以身體恢復到常溫為度。

問：心情煩躁時是否應該暫停練功？

答：心情不舒暢，急躁不耐煩，應自我解脫，要按功法、功德約束自己，平靜一下心情，集中注意力，堅持練功。

問：練「朱砂掌健身養生功」是否要吃素？

答：習練本功運動量較大，不但不要吃素，而且要適當增加營養。

問：習練此功需增加什麼營養？

答：可以根據自己經濟條件和身體狀況，按照營養學的要求，適當增加蛋白質，糖類和各種微量元素。這與參加其他體育鍛鍊的情況相似，不必過於追求不適當的營養品和補劑。

問：練功時要不要「避風如避箭」？

答：練功應當避開風口，要因時因地制宜，外邊風大不能練，可在室內練，什麼地方練功好、舒適，就在什麼地方練。

問：近視眼、遠視眼練功是否要摘去眼鏡？

答：本功法有利於治療近視、遠視，在練功中調整視點、視力、焦點，當然需摘掉眼鏡才有利於奏效，甚至在集中學習時，可在這段時間裡都不戴，待以後減輕度數，再戴輕度鏡子。

問：練功後，感覺比平常易饑餓，是否正常？

答：練功後增加食慾，這是好現象。食慾增加，消化系統好，全身需要的營養就充足。這即可因此增強練功力度，積累內氣，也可增強免疫功能，祛病消炎，達到延年益壽的效果。

問：做過男性結紮手術的人練功，對通經絡有無影響？

答：做過手術的人，通過練功可以促使傷口儘快癒合，有助於恢復身體健康。為節育而施行的男性結紮手術，只是結紮了輸精管，對通經活絡並無妨礙，只要堅持練功就能收到功法中提到的功能功效。

問：我生活在青藏高原上，練功的效果是否差一些？

答：環境對練功有一定的影響，但不是絕對的，從整體來說不會有大的差別。全國有九六〇萬平方公里土地，各地環境和條件差異甚大。然而不管是高山、平原、沙漠、草原，還是海濱、湖畔，就練功功效來說，沒有太大區別，只要堅持練功，都能取得應有的功能和功效。

問：習練「朱砂掌健身養生功」是否需要終身不輟，方能功力無窮？

答：氣功功法和拳術一樣，只有堅持不懈地努力，才能得到個中三昧。俗云：學無止境。活到老，學到老，練到老，才能攀登高峰。習練者只有畢生不輟地勤奮努力，才會終得上乘功夫。東晉書法家王羲之一生的功力都用在筆鋒上；元代趙孟頫日習兩萬字。我們練功更須如此。

問：我過去學硬氣功已經封口點穴，對學練「朱砂掌健身養生功」有無阻礙？

答：硬氣功的封口，有點穴封口，有藥物封口，我認為那種「封口」都只是暫時的，不會永久封住口。

功夫是練出來的，不練就會自行衰退。有人說練氣功封口好比吹起來的氣球，把它扎緊，氣就不會跑出來。這個比喻很好，但沒考慮到吹起來的氣球日久也會自行撒氣。

本功是一種符合人體科學的功法，只要你過去所練功法是科學的功法，那麼同練本功是無礙的，如果過去所練功法不科學，那麼同練出偏就不好說了。

問：學練此功有什麼禁忌嗎？

答：「朱砂掌健身養生功」在功法上除有必要的要求外，沒有更多的禁忌。但在體虛多病、雷雨天氣、情緒過激等情況下，就要適當注意休息，延緩練功時間，減少練功次數，同時要注意飲食的調節，花色品種多樣，注意營養，不偏食，粗細兼備，不要暴飲暴食，當然房事也不宜過多。

問：此功法對每天的練功時間及地點有什麼要求？

答：關於練功時間，有的功法要求在子、午時（晚二十三時至凌晨一時、午十一時至十三時）練功，有的功法要求在寅時（凌晨三時至五時）練功。

本功法對練功時間不作硬性規定。一般來說以早晨練功為好，因為這時人少，安靜，空氣清新、負離子多，練功收穫大；晚上子時練功，夜深人靜，是陰陽轉換之機，出功快。

這兩個時間若沒空閒，其他時間練亦可，練就比不練好。練功地點當然是以環境幽靜、山青水秀、空氣新鮮、松柏樹多的地方為佳。例如山區、公園、小樹林、花壇處，沒有這些條件時，在院內、室內練亦可。只要有二、三公尺活動的地方就可以練功。

如果在室內練功，功前先把窗戶打開通通風、換換空氣再練；寒冷季節通風後要把窗戶關好，避免因練功出汗而著涼。

問：在不安靜的地方練功是否沒有效果？練功穿戴有什麼講究？

答：一切事物都是相對的。練功在安靜的地方比不安靜的地方好。環境安靜，思想不受干擾，空氣新鮮，出功快。但練畢竟比不練好，在不安靜的地方練功也會收到效果，自己掌握得好，受干擾少，效果就好些；自己控制能力差，受干擾多些，效果就可能差些。當然，練「煉意採氣」功，最好還是選擇安靜的地方，否則易受干擾，甚至使自己心煩意亂，收不到好的效果。當然，在安靜的地方，也要集中精力練功，思想此起彼伏，也不會有好的效果。

有的功法故意擺出神秘面孔，要求這要求那，甚至在穿戴上也提出種種要求，其實大可不必。練「朱砂掌健身養生功」主要是調動自身潛力，促使氣血周流，穿什麼戴什麼都沒有多大關係，以舒適為宜。

問：在水泥地和樓房陽台或房頂練習，是否有損功效？

答：環境好壞是相對而不是絕對的。在土地上練功當然最好，這是傳統的講究。但現在城市建設飛速發展，一家一戶的庭院逐步改造成高樓大廈，一般小胡同都舖上了瀝青和水泥磚，公園的草地不允許踩踏，要就近找到供練功用的土地是不容易的。根據城市環境的情況也可以在水泥地、陽台或房頂等地方練功，但要注意安全。只要堅持不懈地練功，在什麼方都能取得好的功效。

問：冬季練功，在寒冷的室外或是在空氣不太好的室內練習，哪個更好？

答：遇到這種情況，我們可以採取因時擇地的方法。例如，冬天日出後至落日前氣溫較高，呼時鼻腔受刺激較小，兩手在短時間內不會凍僵，可在室外練習。如北風呼嘯，冰封雪凍，就宜在室內練功。當然，如果功底已深，也就無所謂室內外了。

如室內空氣不好，在練功前可適當開一會兒門，或打開窗戶通通風，再關上門窗練習。

問：冬天練功能不能戴手套？

答：冬天天氣寒冷，在室外練功可以戴手套，手套要鬆軟，便於活動，便於氣血流通。習功日久，以意領氣運行自如，氣血通暢，練上幾個式子後，會全身發熱，一直熱到手上，這時可以把手套摘掉，練完功活動一下再戴上。練功有素者，習慣了不戴手套，也可不戴。當然這還要看南方、北方，初冬或深冬等不同情況，還有個人體質不同、習慣不同，功夫深淺不同，不必作統一的規定。

問：電閃雷鳴時能否練功？

答：在這個時候最好不要練功。電閃雷鳴時練功，不易入靜和保持練功狀態，且容易受驚，影響氣血周流，身體各部位容易出現不適。當然，練功有素，功底深厚者對此也無所謂。

問：因條件所限，練功的時間和地點不能固定，是否影響功效？

答：時間和地點不是練好功法的決定性因素，決定的是練功者自己要有恆心、有毅力、有志氣，視練功像吃飯喝水一樣重要，持之以恆地練功，不管在什麼地方也不忘練功，時間長就多練，時間短就少練。如此，功夫只會長進，不會影響功效。

問：在燈光下和風扇下能否練習此功？

答：練習本功法不受條件、地點約束，在燈光下練功亦無妨，但應注意燈光不要太亮，過於刺眼不好，以柔和為好。在風扇下練功是不適宜的，因為練功時出汗，汗毛孔張開，經風扇一吹容易受病。

問：在室內練功要具備什麼條件？

答：練功要求有較好的環境，在室外當然比在室內好。如只能在室內練習時，仍然可以因地制宜，創造條件，改善環境。

在室內練功，主要是要有新鮮的空氣，另外可把室內的陳設擺放整齊，練功時易碰撞，騰出二、三公尺的地方就可以了，冬季練功注意通風。

問：和練其它功法的人同時、同地練功，有無影響？

答：「朱砂掌健身養生功」源於武術，練功時不受其他功法的影響，但與練自發動功的人要有一定的距離，避免衝撞。

問：夏天練功時遇有蚊蟲叮咬怎麼辦？

答：遇到這種情況可以停練一下，緩解一下刺癢或撲打一下蚊蟲，否則它會時時擾亂你不能很好練功。當然應在練功前採取一些措施，或找沒有蚊蟲的地方練功，或設法先將蚊蟲驅走，或用其他一些避免蚊蟲叮咬的措施，如在暴露部位塗抹防蟲咬藥水、藥膏等。

問：有性生活的日子能否練功？對功效有何影響？

答：性生活前後一樣可練。當然性生活過多會使體力下降，影響功力的長進，為此要適當控制。

問：天冷時練功能否戴帽子？

答：均可。冬天能適應冷空氣可以不戴帽子，如不適應也可戴上。

問：練功後馬上用冷水洗手好不好？

答：有的功法規定，練功者不能用冷水洗澡、洗臉，在夏天也要用「破水」，也就是說在冷水裡摻上點熱水才能用，這是有道理的。練習本功時，全身一鬆一緊，肢體扭轉、屈伸，五臟六腑也不停地晃動，氣血周流，經絡暢通，全身汗毛孔敞開，毛細血管大量開放。練習後，肢體雖然不動了，可是內臟氣血還不因停功而停止活動，汗毛孔還未收縮，毛細血管仍大量張開。這時如果馬上用冷水洗手，會因冷之刺激促使毛細血管急劇收縮，影響氣血周流，造成局部血液循環不平衡。最好用熱水或溫水洗手。如果用冷水洗手，也要多休息一會兒，待基本恢復正常再洗。

問：B型肝炎病人可否習練此功？

答：「朱砂掌健身養生功」能通經活絡，使氣血周流，內氣充盈，強化臟腑，使身體整個好起來，並消減疾病。

因此，患B型肝炎的患者練習本功法是可以的。但因已構成疾病，身體虛弱，須注意不要勞累，練習要注意度，用力要輕，次數要少。隨著練功時間的延長、功力的增進以及身體的好轉，再逐漸加力、加量，萬萬不可強努勁，蠻用力。

問：心律不整和心動過緩的人能否練功？

答：「朱砂掌健身養生功」在習練過程中，能起到防病治病作用，調動人身潛能，增強抗體和免疫功能。心律不整和心動過緩的人可以通過練功恢復健康。

本功中許多動作是等量運動，對心臟病很有醫療作用，還有心腎相交功，效果也很好，但在練功時要注意按要求循序漸進，不要貪多求快，欲速則不達。根據自身體力，練功次數從少到多，練功力度從輕到重，最好每天練二、三次，定時練功，效果好。

問：高血壓患者習練此功應注意什麼？

答：高血壓多因情緒緊張，易於激動，暴怒，生氣，日久形成此病。在練「掌功」要特別注意心胸豁達。孟子曰：「養心莫善如寡欲」，平時就要遵循而行。

其次練功不宜用力過度，特別是上舉的動作要輕，要少用力或減少次數，甚至不練，可多練意、氣、力下行的動作，因為「意到氣到」，氣是血之頭，氣到、血到，這樣使血下行，有利療疾。

問：習練該功以治療肩周炎應注意什麼？

答：此功能治療肩周炎，是因其能通經活絡，使氣血周流，消滯化淤。肩周炎患者練此功，在動作上要掌握先小後大，先低後高，胳膊伸直的程度要逐步加強。一般說來半個月或一個月就有明顯效果。

問：練「朱砂掌健身養生功」能治「青春痘」和其他一些皮膚病嗎？

答：經常練習本功，為通經活絡，促進新陳代謝，對上述病情，肯定有益。不過本功法並不是包治百病，有些病還要一面練功，一面醫治，相輔相成，更見成效。

問：為什麼習練此功對醫治腱鞘囊腫特別奏效？

答：此病多為勞累或為外傷所致，古稱「腕筋瘤」或「筋聚」、「筋結」等。它不是腫病，其內有無色透明或微白色、淡黃色的濃稠粘液。「強筋健髓」中的許多動作都有利於對囊腫施加壓力，一定時候可使其粘液溢出消失，當然可使結開聚散。

問：指關節有骨折舊傷的人，練習此功應當注意什麼？

答：練習此功能使經絡暢通，氣血周流，通關利節，對骨折或某部位受損傷治癒的人沒什麼妨礙，反而有益。如果骨折是新癒合的，練功時則要注意手指用力要有度，以意念貫到手指，這對血脈通暢，加速恢復功能是大有好處的。如果是多年舊傷與練功更無妨礙。

問：腎虛患者練功應注意什麼？

答：腎虛一般表現乏力，沒精神。在練功中注意用力不可過大，量力而為，練功時間不要過長，逐漸加量。此功法健腎有奇效，堅持下去自會大獲收益。

問：「朱砂掌健身養生功」能醫治哪些疾病？

答：此功法過去一直秘不傳人。近十幾年來，根據教功練功的實踐和學員練功收效的信息反饋，此功對類風濕、坐骨神經痛、關節炎、頸椎病、肩周炎、消化系統的疾病、神經衰弱、頭痛、大便燥結、痔瘡、心臟病、糖尿病、婦科病、泌尿系統疾病、腎病、肝病、結石症都有奇異效果，對近視眼、遠視眼、雙影、飛蚊等眼疾亦療效明顯。

問：感冒發燒時能否練功？

答：練功本身就是增強抗體，防病治病，能練時盡量練。如體溫過高，體力不支，最好請醫生診治，吃藥打針，並臥床休息，不要勉強練功。

問：怎樣練功才能增強視力？

答：「朱砂掌健身養生功」功法中寓含著增強視力的方法。首先身強就神足，神足則眼明。從中醫講，肝開竅於目，若臟腑健康，眼睛就會好。何況有瞪目、斂神、向下看、向上看、向遠看，隨手運轉，來回運目的要求，都對增強視力有極大幫助。因此，視力較差的人練習此功，應注意按照功法中的要求去做。此外，日常工作、學習、生活中注意保養肝臟，注意用眼衛生，亦能輔助功效，達到增強視力的目的。

問：患有慢性病的人能練「強筋健髓」功嗎？

答：慢性病有多種，須依病而論。練「強筋健髓」功能防病治病，事例不鮮。但呼氣用力時，有慢性病者一定要循序漸進，不能急於求成。開始時動作要慢、要柔，用力小些，次數少些。下面根據幾種慢性病提出一些習練方法供參考。

1.高血壓患者，在練習中可少做上舉動作，一定不能用力過猛，要掌握「度」。

2.心臟病患者，動作要慢、穩、柔，呼吸不可過長過猛，用力適宜，以感覺自然舒適為度。

3.肝功能障礙及糖尿病患者，應採取動作緩慢、呼吸柔順、自然的方式，多練龍部。有云：「五臟六腑有病往後瞧」。

4.患腸胃消化系統病症，練功同樣不能用力過大過猛。

總之，不可性急。

問：練「煉意採氣」時，還要不要十趾抓地，收肛實腹，牙齒相叩，瞪目遠視？

答：對「煉意採氣」沒有提出這種要求。習練「煉意」時注意八個字，即鬆、慢、勻、大、空、虛、靈、靜。習練「採氣」時注意全身放鬆，著重意念採大自然的好氣，日月之精華，均未提十趾抓地，收肛實腹，牙齒相叩，瞪目遠視。

問：練功中呼氣聲較大，是否不正常？

答：練功中呼吸配合動作，呼氣時因掌握不好「呼吸自然」的要領，致使呼聲較大，這是難免的。只要在練功中不斷體會要領，熟練動作，習慣成自然，這種現象自會消除。

問：酒後能否練功？

答：一般飲酒後不易馬上練功，視身體反映應適當休息。即使飲酒量較少，但飯菜下肚也需要有個消化過程。如飲酒過量，應待精神恢復正常後再練。練功期間最好不要飲過量的酒，這有損健康，也對練功不利。

問：出現遺精後能堅持練功嗎？

答：本功法不像其他功法對這些問題有特殊規定。偶爾遺精，可照常練功，如有遺精病，還可通過練功使身體強健起來。當然在練功中要掌握度，不可太累。

問：如果時間很充裕，最多一天可以練幾次？一次練多長時間為宜？

答：吃飯有量，練功也有度。時間充裕可以多練些，這樣長進快，但並不是練得越多越好。像吃飯一樣，吃飽了就不能再吃下去，練得累了，就不要強行再練。時間充裕，有條件把一天的生活安排得更好、更規律，練功也可盡快出功。固定個時間練功，一天規定兩次、三次都行，每次個把小時就行了。練功有利於身體健康，但過度練習對身體並無好處，還應注意順乎自然，練養結合。

問：發放外氣是功到自然成，還是有專門方法去追求？

答：發放外氣是意念活動，練「朱砂掌健身養生功」後自然會發放外氣，習練「調氣御氣」是發放外氣的捷徑，但一定要練好前邊幾部功法，使之內氣充盈。有了良好基礎，再練「調氣御氣」，自會瓜熟蒂落，水到渠成。

問：怎樣判斷自己所發外氣的質量？

答：初練功者雖然懂得一些發放外氣的道理和方法，但因自身健康狀況和功力大小的不同，會有不同的效果。練功時間長、素質好、功力大、氣的質量就好，發放外氣治病效果就好，否則就要差些。氣的質量問題目前還在研究，還未得出科學的論斷。

問：為人發氣治病前，是否需要再練一套「朱砂掌健身養生功」？

答：功成後隨時都能發放外氣，不必在要發氣前再練一遍本功法。不過，初練本功法的學員，在內氣未充實之前，最好不要隨意發放外氣。

問：因發放外氣過多會損傷自身元氣，練習「朱砂掌健身養生功」發放外氣時，應該怎樣掌握才適度？

答：練習本功者，很快就能獲得內氣外發之功能。由於練功者自身情況和練功條件各不相同，各人功力增長不同，不能簡單地以階段來區分功力。對於練功尚淺者來說，因本身內氣尚不充盈，即使初步具有內氣外發功能，也不可過多使用，須待練功有成，氣滿精足時，方可發氣為患者治病，以不損自身。

為人發氣治病時，發氣後仍感精力充沛即無問題，發氣後如感到疲勞、無力或其他不適即是過度，必須停發外氣。

此外，發放外氣要習中醫，通經絡，明虛、實、補、瀉，否則，於人於己皆無益。

問：此功法練成後能否遙診，遠距離為人治病？

答：本功練成後，全身經絡暢通，氣血周流，能使大腦中樞神經和大腦皮膚得到改善、調整、修補，增慧開智，調動潛能。

至於能否達到遙診，遠距離為人診病治病，要看練功者本身有沒有這種潛能，這種潛能被調動的能量大小，以及其悟性如何。有人並沒有這種潛能或潛能未得到充分調動，而妄言能遙診，能遠距離為人治病等等，有的受術後也確有受氣的感覺，那主要是施術者運用和發揮了心理學的作用。

問：發功為人治病時，對各種不同的病例是否採取不同手段？應怎樣做？

答：練功初期不宜為人發氣治病，發放外氣過多對自己不利，待練功達到氣轉周身、內氣充盈後，再考慮為人治病。治病要根據病原、病情、病理而採取不同的手法。如何醫病的問題不是一言半語可以說清的，以後可作專論。

問：為別人治病時，怎樣避免自己功力和身體受損害？

答：這要看自身功力的大小。一般講，對自己基本上沒什麼損害。當然，功力差又不懂醫學者，最好少發或不發外氣。發放外氣後，要堅持採氣補償。亦可以排氣，把患者傳導及自己身上的病氣排出去，並及時地以加強練功來調整。

問：發放外氣能否再收回？怎樣收？

答：為人治病時，發放的外氣是不能回收的。因為這種氣已進入病人體內，驅趕病灶病氣。如果採用回收的辦法，會把病氣收回來，這對自己是不利的。為了補足這部分發出去的內氣，可在發氣後，面向天空、樹林、曠野、日明、星辰採攝宇宙之間的好氣來補充，或通過練功自我補償。

問：練習此功法後，怎樣發氣攻自己身體之病灶？

答：「朱砂掌健身養生功」不同於某些功法，必須去攻病灶。本功法在習練過程中，自行導引、按摩、疏散、治療，日久功深，其病自除。為了提高自身療效，也可運用排氣的方法，將自身病氣病灶用意念通過手或腳排出體外。

問：「朱砂掌健身養生功」練到內氣外發時有什麼感覺？怎樣證明自己可以發氣？

答：練功練到內氣充盈，周身氣血暢通無阻，身強體壯時就可以發氣為人治病。發氣和採氣一樣是一種意念活動，當「採氣」時感到有氣體從採取部位進入丹田，發氣時同樣感覺有氣向外發放。

能不能發放外氣，與可以不可以發放外氣是兩回事。一般講練本功後都能發放外氣（有些人時間可能短些，有些人可能長些），但並不是能發放外氣的就可以發放外氣，還要根據自己的內氣充盈程度、體質、健康狀況而定。一般堅持練功，身體健康無疾病者，才可以發放外氣。

問：練功內氣外發時，怎樣發氣為人治病？

答：功練到自身有足夠的能量發放外氣時，才宜發氣。要想練功治病的本領，光有自身的內氣、能夠發放外氣是不夠的，還必須學習中醫學、經絡學、按摩法等。不懂中醫，不懂經絡，亂發氣是不行的。發放外氣有補法、泄法、聚法、散法、局部治療和整體治療等多種方法，要根據病情正確施治，才能為人解除病痛。

問：吸氣時能不能發氣？

答：「發氣」和「採氣」一樣都屬於意念活動，意念採則進，意念發則出。所謂意到氣到，意專注哪裡，氣就跟到哪裡。打個比方，意念在勞宮，氣就跟到勞宮，意從勞宮發向外物，氣也就從勞宮發出去。

採氣也同此理，外氣從勞宮進入丹田，意到氣到，這就是所謂採氣。發氣時呼吸憑其自然，也就是說不去管它，呼與吸都行，意念專注發氣部位就可以了。

問：用什麼樣的姿勢發放外氣為好？

答：發放外氣為人治病是有條件的，必須練功有素，自身內氣充盈，身體強健，又懂中醫學、經絡學，弄清病情才能為人發放外氣。發放外氣時站、立、蹲、坐都可以。手的姿勢也不盡相同，哪種為好，應以自己功力、習慣而定。

問：只練「強筋健髓」功，能否外發內氣為人治病？

答：此部功法是「朱砂掌健身養生功」的基礎，應列入每日練習之重點，只要練功達到內氣充盈、經絡暢通、意到氣到時，就可以發放外氣，為人治病療疾。不過，要想提高發氣為人治病的功力，還是應加練「調氣御氣」這部功法，這樣出功更快，體能、功能更全面。

問：練「朱砂掌健身養生功」需多長時間才能發放外氣，為人治病？

答：這個問題，因人而異。各人身體狀況不同，練功條件不同，用功程度不同，收到效果也不同，很難確定一個固定的時間。有的人練一星期就能發氣，有的需要一、二個月才能發氣，有重病的人則需更長的時間，恢復健康以後才成。多數人練此功兩週後就能發氣，但是能發氣不等於能治病。

很多初學者，自身有病，發出的氣，其中還有病氣的成分。治病一定要懂得醫學知識，不管不顧胡亂發氣為人治病，實際上是誤人害己，對病人和自己都是不利的。首先要練好功，治好自己的病，同時學習醫學知識。練功一年以上，內氣充盈，並具有一定的醫學知識和技能之後，再發氣為別人治病，方保於己無害，於人有利。

問：高齡老人習練此功法，還能為人發氣治病嗎？

答：凡練本功法的人，到一定程度都能為人發放外氣治病。至於治病效果則因人而異，歲數大小倒並不是決定的因素，要看身體素質和練功成效。年紀已大，練功以強身健體，延年益壽為本，不宜過多地為人發放外氣。

問：發氣為人治病，應懂得哪些知識？

答：習練本功達到一定水平，可以發氣為人治病，這是好事，也是功德的一種表現。「發放外氣」我認為應具備以下常識：

1.要有中醫知識，懂得經絡、穴位，有按摩基礎，通達陰陽補瀉之理。

2.需知氣功不是百病皆治，對有些病如急性闌尾炎和一些急性傳染病，就要及時送醫院診治，以免貽誤救治時間。

問：有些氣功書上說：「周天未通，不能以意領氣，否則真氣走漏出偏差」，這和本功法的以意領氣是否不一樣？

答：「朱砂掌健身養生功」講的以意領氣和小周天功法的以意領氣，在練法上是有區別的。小周天有兩種練法：一是由丹田往下經會陰、命門、夾脊、大椎、百會，再由天目、膻中回丹田；一是由任脈上行經百會、夾脊、命門回丹田。它都要求循經絡、按穴位運行運轉。而本功法的練習，主要是吸氣時鬆，呼氣時兩掌用力就可以了，用不著以意領氣，更不必想穴位和經絡路線。正因為如此，所以不會出偏。

有人說，「周天未通」不能以意領氣，會出偏差，此說值得商榷。有的說周天自通，只有強弱之別。再者，太極拳習練者都要求「以意行氣，以氣運身」，現在練太極拳者以千萬計，而他們大多又沒練周天功，但沒聽說因練太極拳而出偏的。本功法對「以意領氣」的要求和太極拳的「以意行氣」基本上是一致的。所以習練「朱砂掌健身養生功」，不必擔心什麼真氣走漏和出偏差，這也是本功法的一大特點。

問：有人通了周天，才能發外氣，可是我沒通周天，練「調氣御氣」時兩手氣感很強，這是怎麼回事？

答：我們人人身上都有「氣」，都能用一定的方法發氣，氣並不神秘。我們平時對自身這種潛能認識不足，感覺不到，更不會去開發利用它，實在可惜。

本功法得氣快，氣感強，能調動練功者的自身潛能是其一大特點。氣感強與弱的原因有兩個方面：一個是練功時間的長短，一個是本身的素質。有些人素質好，通過練功激發了這種功能，即使練功時間短，這種氣感也是很強的；有些人素質差，練功又不專心，即使練功時間長，這種效果也是小的。

本功法練功日久，大小周天自通，對發放外氣來說，只要身體強壯氣感強，氣流大，就可以發放外氣。

問：「朱砂掌健身養生功」是軟功還是硬功？

答：本功法是動靜相兼的武術內功功法，與硬氣功相對而言，可說是軟功，我在一九八一年發表的『武術掌功與氣』中，講到鐵砂掌和朱砂掌是一硬一軟。但本功法與通常所說的軟氣功又有不同的特點，此功可氣運周身，能承受排打，這是軟氣功所不具備的。

問：什麼是貼身發力？

答：所謂貼身發力，就是說手貼到對方身上力才能發出來，不是像一般拳術一樣，在達到對方身體之前已把力發出而擊打到對方身上。

問：有些老年人不能全部學練此功法，如何選擇練習？

答：老年體弱者練習此功，用力要輕，次數要少，要根據自身情況增減力度、次數。老年人練「煉意採氣」更無問題。「生命在於運動」，只要練功就好。只要從實際出發，順乎自然，適當選練任何式子都可以，每天輪換練習，身體情況好後再逐漸增加式子、力度和次數。

問：什麼是大自然的好氣？

答：「好氣」是總的概念，也就是對人身有益之氣。但由於科竹學水平所限，還不能具體地去說明它。單純理解為氧氣是不對的。如對著樹木和對著太陽、月亮採氣，所採攝的內容是不盡相同的。

問：採氣時，是否都要加意念送入下丹田？

答：「採氣」是一種意念活動，採氣時加上意念送入體內就行了，不必非想著送入下丹田。

問：不同的環境和時辰「採氣」，是否有不同的講究？

答：不同的環境和條件會有不同的效果，可在採氣時體會。環境不好最好不練，早晨、中午、晚上、夜間練「採氣」，也會感應不同，沒什麼更多的講究。總之，以舒適為宜。

問：採氣時，怎樣意念雙手勞宮氣入丹田的路線？

答：初學者採氣時，暫時不要意想氣行路線。因為，初學者尚未掌握採氣要領，如果把意念放在氣行路線上，而不在勞宮穴，也就不容易採到氣，因而氣感不強。所以，初學者不必追求氣行路線。

問：在室內能採氣嗎？如何意念？

答：練「採氣」最好是在空氣新鮮、樹木茂密、人煙稀少的地方，當然在室內也可以練習採氣，最好打開窗戶換換空氣。採氣時的意念和在室外的要求一樣，採大自然的好氣，採日精月華。

問：練採氣時，是用動式採氣，還是用定式採氣？

答：「採氣」主要是意念活動。採氣時動好還是不動好，可根據個人習慣。開始時有動作，有利於意念專注，加強採氣體會，至於掌握了要領，有了採氣的體驗，甚至全身都可進氣，那時動靜都可以。

問：怎樣用任一姿勢採攝大自然的好氣？只能在吸氣時採氣嗎？

答：採氣時不論取什麼姿勢，都可以採攝大自然之氣，關鍵是意念活動。採太陽之氣時，兩手對準太陽，然後加意念採攝。採宇宙之氣時，兩手上舉、平舉、前推，任何姿勢都可採攝。採氣時可以配合呼吸，吸氣時，氣從勞宮進入體內，呼氣時不要去管它。如此往復進行。練習日久，單手、雙手，甚至全身，或立或坐都能採氣，談不到什麼姿勢，也可不管呼吸，只用意念採攝就行了。

問：怎樣理解「使自己氣息交流形成磁場，甚至把自己的內氣引出相互感應」？

答：這屬於人體科學範疇。目前對人體在練功中產生的磁場效應還未得出較系統的科學的論證，說法不一，不過這種效應確實存在。「朱砂掌健身養生功」的「強筋健髓」功中的幾個式子，在習練過程中都產生這種相互吸引或排斥的磁場效應，第一式「降龍伏虎」，第二式「坎離相對」，最為明顯。掌功練到一定程度，這種效應很強烈，有兩手合不攏，撐不開之感。這種現象在初練階段是感覺不出來或不明顯的，只有在練習一段時間後，有了基礎，煉意，採氣也都熟練了，再練時，這種磁場效應就會明顯強烈，作用於人就可以發放外氣，使他人感知並受益。

問：初練「朱砂掌健身養生功」有何正常反應？

答：初練本功法，因對要領不能一下理解，掌握，往往達不到要領的要求，而顧此失彼，協調不好，特別是一鬆一緊協調不好。另外因是初練，手、臂、腿、腹有酸痛感，都是正常現象。此外，手掌發熱、發脹、發痲、發涼，手臂和身體有熱傳感、蟻爬感、跳動感、出現腸鳴、放屁、噯氣（打嗝）等，均屬練功的正常反應。

問：功成階段有何正常反應？

答：本功練到功力深厚，能夠耳聰目明，身形健美，氣色好，肌肉結實有彈性。身體各部反應靈敏，動作協調，以意領氣，能意到氣到，氣行周身通行無阻，精力充沛，免疫功能強。大腦細胞得到開發，反應問題快，記憶力增強，處理工作敏捷。為人發氣治病見效快，療效高。且勁大力整，打人能致內傷，並能承受擊打。

問：練成「朱砂掌健身養生功」後能防身自衛嗎？

答：本功法練到一定程度後能夠身強體壯，精力充沛，這對防身有著積極作用，這是基礎。練習日久，肌肉結實，氣貫周身，能承受排打，再說練此功後勁大力整，出手迅速，打在對方身上能用暗勁傷及對方。

但我們練此功，主要是為了健身，練功一定要講功德。

問：此功法練成後，打在人身真的能造成內傷，留下紅色手印嗎？

答：本功法習練日久，內氣貫達雙掌，暗勁大增，打在人身上，被打處受擠、壓、塌而傷其內部，造成局部氣滯血淤，出現紅色印痕（外傷是皮破血流、骨斷筋折）。不過習練此功，不忘武德，其功力只可在對敵鬥爭中作用。

問：如不慎在人身上打出朱砂手印，如何救治？

答：在發表此功法前，我首先講的是「武德」，為人必須忠厚為本，辦事以誠，胸懷坦蕩，光明磊落，重視品德的修養。本功法練成後，萬萬不能用人做試驗，不逞強爭霸，不害人。由於出手不慎使對方造成氣滯血淤，出現紅色印痕，要及時發放外氣治療，並服用一些活血化淤的藥物，如內臟、骨骼受傷，還得與中醫傷科配合治療，並練習「潤臟澤腑」，「強身健髓」功法。

問：書中所談的「悟性」是指什麼？

答：「悟性」一詞是指人對事物的分析、理解、領悟的能力。我們在功法中使用這個詞，是指練功者對「朱砂掌健身養生功」的功法、功能、功效的認識理解和領悟的能力，以至舉一反三，通過具體分析能了解其它實質問題的能力，和鑽進去亦能鑽出來，能靈活運用和有所前進、有所發展、有所提高的能力。悟性有先天因素，如身體素質如何，聰明與否。但勤奮即天才，如能刻苦練功，知識淵博且有深度、有層次、善思考，自然悟性增高。

問：人體內氣的強弱受哪些因素的影響？

答：習練「朱砂掌健身養生功」可強身健體，內氣充盈，通經活絡，氣血周流。練功越久內氣越足，少練或不練則微。內氣一說為先天精氣，先天精氣還需後天水穀之氣補養，即從飲食中吸取營養。所以練功要達到內氣充足，一要堅持不懈地練功，二要調劑飲食，增加營養。有人說練功要吃素，甚至辟穀，我認為這是不科學的，人得不到營養，健康從何說起。所以要想練功進展快，應注意這兩個方面。

問：什麼是先天之精氣和後天水穀之氣？

答：先天精氣是指稟受於父母之氣，後天水穀之氣指飲食中的各類營養物質。

問：什麼是「法於自然，取其自然，順乎自然，合乎自然？」在練功中怎樣體現？

答：「朱砂掌健身養生功」功法的形成，符合天人合一的指導思想，符合人體構造和生理功能，具體體現在動作構成、內涵、要領、方法上，呼吸自然，剛柔相濟，不用拙力，不使僵勁，全身動作往復循環，來回纏繞等。再有就是要遵循事物發展的內在規律，必須循序漸進，逐步深入等。

問：習練「朱砂掌健身養生功」是否也應練養結合？如何做？

答：本功法是意、氣、形、精、神、力俱練，而不同功部又各有側重，蘊含著不同內容，其中煉意採氣功法本身就是一種練養結合的功法。如果把養看成是注意飲食、休息、不為七情六慾所干擾，這個「養」就更應結合了。

問：收功的目的是什麼？如果不收功，丹田氣會不會亂竄？

答：收功的目的是練功後對意、氣、形的一次調整，並利用手中餘氣，對穴位進行按摩，使身體迅速恢復常態，如不做收功，個人也可能會有氣上浮或氣亂竄的感覺。為此，練功結束後應做收功。

問：一次練習中，練了幾個功部，是最後收一次功，還是練完每一功部後都得收功。

答：一次練習中，各功部練完後做一次收功就行了，不必練完一部都做收功。

問：收功時如何處理體內的內氣？

答：收功式就是促使運行的內氣歸丹田。要領就是書中介紹的。通過兩臂兩次展開向上，再向下導引，就是把內氣從身體各部位導向下丹田，使之歸元。做揉腹、摩擦腎俞，就是把氣很好地吸收掉。

為了更好地做到引氣歸元，最後還有一個舒展雙臂向上，而從上引下的動作。做收功式時一定要慢，要鬆，加強引氣下行的意念。如果做完收功式後仍感內氣還在運轉，還在鼓蕩，這可能是收功式做的時間過短，動作太快，意念不集中，做得不好等原因，可加以改正多做幾次，必有成效。

問：什麼叫貫氣？收功時如何對兩眼貫氣？

答：「貫」是貫通，往裡貫的意思。「貫氣」就是對某個地方、部位用氣體貫通、貫入。拿收功式來說，「兩手心對兩眼貫氣」，就是將掌內的餘氣，通過勞宮穴，不斷地貫向兩眼。

具體做法：將兩掌勞宮穴對準兩眼，眼睛要睜開，兩手距兩眼三十公分左右，慢慢向兩眼推進，至距眼五公分處稍停，然後兩手再返回原處，這樣連續做十二次。在貫氣時，注意用意念指揮兩掌內氣，使之貫入雙眼，用意念指揮兩眼，使之接受外氣的貫入。

問：收功時的摩腹加不加意念？

答：不加意念。因為本功法中多要求「提肛實腹，氣自丹田貫達雙掌」，練習後腹部肌肉的緊張狀況不易及時鬆弛下來，恢復到自然狀態，所以需採用兩手揉動腹部的方法。兩掌與丹田氣在摩擦運轉中會自然吻合，自然運行逐漸趨於常態。氣功講究「法乎自然」，因此收功時摩腹動作不需要加意念。

問：收功時，摩腹的用力程度如何？

答：收功摩腹不應用力過大或不接觸腹部，應無過無不及，以兩手稍微加力按於腹部，以感覺舒適為宜。

問：收功時，隨兩臂上抬至頭頂又下落至丹田，能否加以百會貫氣，沿中脈下行至下丹田的意念？

答：「朱砂掌健身養生功」功法簡練，易學易練，要求順乎自然，有些要領在動作上做到了，相應的意念也就到了，就不再強調什麼要求。要求過多、過細，會影響練功的效果。練功時最好不做上述意念活動，順著手的導引，氣往下行就可以了。

問：收功後，可否馬上走動？

答：一套功法練完後，收功也做好了，可以自由活動。

問：練功時，突然有人打擾該怎麽辦？

答：首先不要驚慌，收好功，排除干擾後，再練。如果不能排除，要停止練功，做好收功。

問：做收功動作時如何呼吸？

答：收功時共有四個動作，這四個動作要求聽其自然，全身放鬆，採取自然呼吸，也就是說，做動作時不用想呼吸，只加強意念活動就行了。這樣天長日久，也自會配合得很好。如果願意配合呼吸也可以。以一式開始，雙手上舉時吸氣，下落時呼氣；二式，摩腹，向上外轉時吸氣，向下內轉時呼氣；三式，摩擦腎俞，向上吸氣，向下呼氣；四式，向兩眼貫氣，貫氣時吸氣，雙手往回拉時呼氣。需要注意的是，配合呼吸時一定不能減弱意念活動。

問：書中所規定的各動作練習的次數，有何根據？

答：本功法中所規定的次數是個概略次數，是根據動作繁簡、可受益性，以及人的年齡段、身體狀況、時間是否允許而提供參考的。

如「珠璣運轉」功部，一般規定八次，太少則達不到練習的目的，有時間，身體條件允許，多做幾次也可以。這也合乎八卦數學。又「潤臟澤腑」功部，一至五式可依次做五、六、七、八、九次，也可解釋為：五為五行，六為六爻，七為七星，八為八卦，九為九宮，或大鵬鳥振翅九千仞之上，一動九萬里之遙。時間短，體力所限，或開始練習，也可依次做三、四、五、六、七次。

而「敲山震海」一式則要三百下，非此則收效差，「抖動全身」不得少於二百下，旨是少了難以達到練功目的。至於「煉意」、「採氣」和其他靜功，均可長可短，可多做也可少做。「調氣御氣」一部以有氣感為度，會了以後，不練也可。

問：什麽是「煉精化氣、煉氣化神、煉神還虛、煉虛還道」？

答：氣功門派繁多，有許多術語、隱語，使人費解。對於「煉精化氣、煉氣化神、煉神還虛、煉虛還道」，也有不同的解釋。關於這句話我有我的理解，因篇幅所限，不多解釋。我認爲根本是精，也就是說要使精足。我主張，精足才能氣滿，氣滿才能神溢，虛是達到色即是空，空即是色的境界。道就是規律，指把握規律，掌握規律，才能運用自如。

第六章

「朱砂掌健身養生功」功效示例

自從推廣「朱砂掌健身養生功」以來，全國各地為數衆多的愛好者參加了學習和練功。在他們當中，有相當一部分人是身為各種疾病所苦，或為體質柔弱而煩惱，意欲通過學練功法改善自身狀況。這些人在學練此功一段時間以後，紛紛來信，反映從實踐中對本功法的功效進行檢驗的結果。

通過這些反饋的信息，可以看出「朱砂掌健身養生功」真正不失為一部好功法，有著十分顯著的功效，值得進一步宣傳推廣，也值得每一個新學者充滿信心地嘗試。

現從大量愛好者的來信中摘選出一部分，按不同情況分類選登，願能對新讀者們有所幫助。

一、促使身心健康，提高免疫功能

廣西鍾山縣城廂鎮民富菜地小學教師麥健：我兩年前不幸患神經衰弱，夜難成眠，又兼滑精，白天則昏昏沉沉，嚴重影響學習和工作，用藥一年多，不曾見效。學習「朱砂掌健身養生功」後，頓時感到渾身輕鬆，精力充沛。練習幾個月後，我已基本康復。

湖北沔陽縣印刷廠代力軍：我體質不好，經常鬧病，直到三十歲，很少有健康的日子，家裡幾乎成了「小藥店」。學習「朱砂掌健身養生功」一段日子後，體質見好，收效顯著，精神、健康、身體素質等大有進步，尤其是徹底甩掉了「小藥店」的稱號。

山東莘縣郵電局李雙印：這真是一部好功法。自從練功以來，飯量增加，精神旺盛，氣力充足，總覺得渾身有使不完的勁，走起路來輕鬆極了。

江蘇江陰縣申港鄉張家橋張文欣：學練「朱砂掌健身養生功」以後，現在兩手、兩臂都較有力，過去極易感冒，現在沒有了，也不怕冷了。用功時，手掌發熱，覺有微汗，過去鼻涕多痰多，現在幾乎沒有鼻涕和痰。

四川省綿陽師專中文系八九級二班楊炎：我於一九八七年不幸患了黃疸性肝炎，經醫治後，仍留下一些後遺症：劇烈運動時肝區疼痛；小便長期呈黃色；下雨之前肝區亦陣陣作痛。經過學練朱砂掌功八個月後，這些後遺症基本消失，可以參加一些較劇烈的體力活動了。精力充沛，飯量大增，渾身好像有使不完的勁，記憶力也增強了。

二、增慧開智、耳聰目明

湖北省電力研究所助理工程師敖剛：自從學練「朱砂掌健身養生功」以後，體力大為增強，面色紅潤，最突出的是記憶力明顯增強，看過、學過的東西都能記得很清楚。

湖北省鄖縣郵電局六一歲的吳國雲：有一隻耳朵多年聽不見聲音，練功兩個月，聽力完全恢復了。

武漢市中南勘察設計院工程師湯金蓮：我練功半個多月就有了收效，腳下特有力氣，解除了長期在外勘察時雙腳如灌了鉛似的沉重感，練功兩個月後，耳朵有異樣感覺，再過不久，二十多年的中耳炎竟完全自癒了。

江蘇省淮安市顏開順：我眼睛近視，無論讀書、寫字、吃飯、走路都離不開眼鏡。練功一段日子，我已能如正常人一樣自然視物。練功時我取下眼鏡，自然放鬆入靜，按照要領，將意念集中在眼上，呼氣時瞪目遠視，吸氣時將目光從遠處收回，放鬆瞳孔，練習五天後，眼睛出現酸脹感，視物逐漸清晰起來，練功八天後，視力恢復了，腦清目爽，精神倍增。

湖北鄖縣一中教師賈增銀：七二歲，開始學功時，須站在前排才能聽見老師講課，十天後，站在後邊較遠處也能聽見，而且頭痛病也好了。

湖北漢川縣老拳師張清華：七五歲，愛讀書，以前看一小時就頭暈眼花，看不清字。練功一個月後，看書一整天也沒問題了。

水利電力部李旭東：我原來要戴三百度的老花鏡，通過練功，度數大大下降了。再者我腿上有皮膚炎，經過自己發氣不癢了。此功符合科學，一鬆一緊對血液循環好。

河南省商丘捲煙廠的杜品增：身體多病，看東西是雙影，經常頭暈，時常暈倒，被人抬回去，此外還有高血壓等症，花了大量錢治療也無顯效，學練此功後僅半年，眼睛不再出現雙影，頭也不暈了，高血壓也有很大好轉。

江西省張華清：六七歲，眼睛出現飛蚊症，通過練功後消失了。

農業部教育司原司長邢毅：朱砂掌功是真功法，我原來腰腿痛，腸胃不好，現在都練功練好了，白內障也有好轉。

山東省齊魯石化公司一中王培杰：作為一名教師學員，通過十幾天的學練，深感到這樣的好功法應盡快在中小學中普及推廣，對增強學生體質，開發智力具有重要意義。此功動作簡單易學，不受場地和時間的限制，適合中小學生課餘時間少而散的特點。

此功法動靜結合，剛柔相濟，既起到廣播體操的鍛鍊作用，又能迅速消除課堂疲勞，此功法可使眼睛迅速消除疲勞，又可防治近視眼，其功效超過眼保健操，這對改善我國中小學生近視率上升現象具有重要意義，此外，對加強學生的記憶力，豐富其想像力，提高學生素質也大有好處。

在北京舉辦的第三期全國培訓班上，徐愷德學員戴四百度近視鏡，不慎將眼鏡摔碎了，因在城外學習，無地配鏡，他也就不戴了。幾天後，他借用同伴四百度眼鏡時，竟頭昏不適，看物不清，一查，原來是自己的視力大大提高了。

山西襄汾縣李保莊：我通過十幾天學練，掌握了全套功法，領悟了其中之奧秘。練功後感到肌肉發達、結實，比剛來時，力量增大了許多，有使不完的勁。其次，練功後視力提高，我近視已有十二年，以後視力一直在下降。在學校，它影響了高考成績使我名落孫山，工作後又不能幹精細活。練功後，視力開始提高，原來看不清的，現在可以看清了。這真是一部很好的功法！

三、對肩周炎、坐骨神經痛、關節炎、頸椎病、腰椎病、類風濕等疾病有奇效

福建永定礦務局醫院胡金奇：我四六歲，從部隊退伍後，在一次勞動中扭傷了腰左側和左肩、雖及時拍片醫治，但未恢復，後又發展成坐骨神經痛，左手也抬不起來，有時生活不能自理，十分痛苦。練功半年左右，慢慢好轉，至今已幾年不犯了，連嚴重的肩周炎也徹底好了。我的三個孩子跟我練了幾年，身體發育勻稱，個子較高，也很少感冒。

湖北省宜都運輸機械廠李岳鵬：我是個一般幹部，自學練此功以來，體質大為增強，嚴重的坐骨神經痛也不疼了，確實收穫很大。

江蘇省江陰市中港鄉張文欣：我的左膝已有好幾年關節炎病史，終年酸痛，左手臂和左腰也長年酸痛，經過學練這部功法，膝部關節炎基本痊癒，左臂酸痛感完全消失，腰部也大有好轉。

湖北省松滋縣離休幹部張竟權：多年肩痛，一直醫治無效，練功僅十天，肩部的疼痛感就消失了。

湖北省鄖縣老齡委副主任陶仁功，五五歲，原來兩腿關節痛，右腿局部肌肉痲木，採用

電療針灸等均無效。練功兩個月後，雙腿不疼了，局部麻木也消失了。

湖北省宣恩縣特產局幹部楊友華，患肩周炎多年，經常疼痛，抬不起臂來，練功兩個月，手能舉過頭頂，肩也不疼了。

湖北省鄖縣水電局工程師李時林，五二歲，患有頸椎病，肩周炎，長期失眠，人很消瘦，多方求治無效。練功一個多月，睡眠正常了，頸部和肩都不疼了。

南京市鍾山化工廠機修車間王傳好：我以前氣力小，體質弱，患有腰椎病，十幾年都未治好，很是苦惱。學練此功一年多，身體大為好轉，氣力明顯增加，能吃能睡，腰痛已消除，精神很好，工作不覺累。

湖北省鄖縣製藥廠退休工人張瑞英：一九六九年患風濕病，經多家醫院檢查，確定為類風濕關節炎，至一九七九年，已走不動路，手指變形，吃飯、洗臉都需人侍候。到一九八二年，病情愈加嚴重，下肢難以彎屈，下樓梯須用手撐著欄杆，不是便秘就是腹瀉，非常痛苦。藥費花了好幾千，療效不佳。由於患病長期不能上班，無奈何，在一九八六年不到五十歲時就提前辦理手續退休了。

一九八八年九月，縣氣功科學研究會舉辦了朱砂掌氣功學習班，當時我半信半疑，抱著一線希望參加了學習。

學練十天後，我每天堅持練二次，早晚各一次。前後練了七十二天，痛情果真大大好轉，上肢已恢復到可以擀麵、包餃子，腳、腿消了腫，痛感減輕了；雙臂能伸展了，伸臂自然舒服；走路正常，上下樓梯自然；大便正常，頸椎不疼了，視力也大為提高，食慾也增加了。經過七十餘天的實踐，看到此功確是一部好功法，具有得氣快、收益大的顯著特點，能大大減輕個人負擔和痛苦。願更多的人都來參加學習和鍛鍊。

四川省彭水縣龍射鄉大地學校陳得民：朱砂掌功是腱鞘囊腫的剋星。我於一九八三年在右手腕背部出現腱鞘囊腫，到一九九〇年已發展成底面直徑三十公厘，高十六公厘，不僅影響美觀，而且觸之即痛，多次求醫未癒，一九九一年四月，我抱著試一試的心情，開始學朱砂掌功，到七月份囊腫消失。

其後因故停止練功，結果今年八月份又復發了，底徑約十二公厘，高九公厘，我立即恢復練功，四十天後又趨於正常。

湖北省利川市老齡委辦公室張通讓病癒後贈詩一首：

我患痹症幾十年，長期吃藥效不顯；
「朱砂掌功」練十天，頑疾大減身如猿。
造福於民不知倦，功德兩全行真傳；
奉獻秘寶「朱砂掌」，再著新篇留人間。

四、對糖尿病、心臟病、胃病、脾病、結石症療效顯著

河南省商丘市豫劇團演員田保光：一九八九年六月十四日，我突然患了腦血栓病，當時就不會說話，左腳和左手均不能動，造成偏癱。出院後腳、腿、手仍不靈活，散散步亦需人扶持，後又發現患有心臟病和糖尿病（四個加號），左手和左腿經常抽筋，生活無法自理。這一切，使我失去了生活的信心，幾次想走絕路，以了此生。後來有人勸我練練「朱砂掌健身養生功」，開始我對此半信半疑，心想在家呆著也沒事，不妨活動一下試試。

初學時，由於病多病重，有點受不了，練過之後，手酸腿痛，不能往下蹲，但我堅持量力而行的原則，一直堅持練下來了。不到一個月，感到身上有勁了，四肢也靈活多了，四個月後，我的腦血栓、糖尿病竟基本痊癒了。如今，我已完全可以自理生活，像做飯、買菜、洗衣服等家務活都可以自如地去做了。是朱砂掌功治好了我的病，我決心活到老練到老，永不間斷。我發自內心的話就是：朱砂掌功就是我的救命功。

河南省商丘市石棉廠職工岳廣榮：我現年六五歲，是一名退休工人，曾患多種疾病，一度生活不能自理。心臟病迫使我不能隨意走動，還有嚴重的糖尿病和風濕性關節炎，多年來一直沒間斷藥物治療，幾種藥合在一起每次要吃一大把，以至體內產生抗藥性，有些藥不再顯效。

兩個月前，我參加了「朱砂掌健身養生功」的學習，至今病情已有十分明顯的好轉，已停止了一切用藥，還可以做飯，洗衣服了。我們全家人都很感謝這部功法。

河南省商丘地區電廠呂明善：我是一位A型肝炎患者，已有二十多年病史。一九八八年春，突覺口乾舌燥，飲水量明顯增加，經檢查，尿糖已達兩個「＋」號，血糖高達一五二之多，連續服藥也無明顯好轉。一次偶然機會，參加了「朱砂掌健身養生功」的學習班，練功一週後，飲水量明顯下降，一個月後，全身、特別是下丹田、勞宮、湧泉等穴位出現熱感，覺得全身有力氣了，飲食睡眠也正常了，上樓也不覺氣喘了。隨即停止服藥，經查尿糖消失，血糖恢復正常。從此，我不管嚴冬盛夏堅持習練，至今，不但糖尿病好了，肝功能也已恢復正常，多年的「藥罐子」的帽子也摘掉了。

湖北省宣恩縣一中教師李洪亮，四四歲，患有心臟病和慢性腸炎，先後四處尋醫，均無明顯效果，一直飲食不佳，睡眠不好，四肢無力，走不動路，上不去樓，難以堅持教學工作。九月份參加「朱砂掌健身養生功」學習，到十月份飯量大增，睡眠正常，心臟跳動正常，慢性腸炎痊癒，四肢有力，上樓已不太吃力，能參加體力勞動，講課時精力也十分充沛。

湖北省宣恩縣政協副主席、退休農藝師匡明煊，六七歲，患心臟病，心跳每分鐘二百多次，練功半個月，心跳減少到每分鐘一百餘次。

中國勘察設計院退休幹部唐素心：我有糖尿病、膽結石、胃病等，十分傷腦筋。學習該功法後效果明顯，現在胃部感覺良好，以往每年春天兩膝腫，現在已不腫了，膽結石的病區也不痛了，停止服藥；多年失眠，現在五分鐘內就可以入睡了；手臂原來抬不起來，現在可以抬到與肩同高。「朱砂掌健身養生功」確實有效。

河南省商丘市交通局政工科科長郇傳友，患心臟病，每年因心臟病發作要休克三、四次，很是危險，自從學練此功後，心臟病居然完全好了，成了奇蹟，在當地出了名，許多人要求跟他學練此功。在該市體委支持下，他辦起了輔導站，要讓更多的人與病魔告別。

湖北省鄖縣供銷社幹部陳啟英：我現年六四歲，原來有兩種病，一是頭痛，被診斷為「高血脂綜合症」，大夫說這是老年病，不易治療；一是「萎縮性胃炎」，有十多年了，大夫說到了晚期就是癌，這使我產生不小的思想包袱。練習「朱砂掌健身養生功」三個月後，病情大為好轉，精神狀態也非常好。

河北省衡水市任坑鄉張素芳：我幾年前得了脾病，因未及時治療，又發展到腎，小腿浮腫，吃藥無什麼效果，我乾脆不去治了。這一來情況更糟，腹部以下都浮腫，頭腦昏脹，眼睛呆滯，十分痛苦，我很悲觀，今後該怎麼生活呢？得知開辦了「朱砂掌健身養生功」學習班，我背著家人報了名。我沒學過氣功，初練時動作不協調，但為了治病就認真地練，很快就有了反應，八、九天後竟大見成效。現在，頭髮不脫落了，飯量增加，浮腫也消了，過去是病秧子的我，竟在北京幹上了臨時工作。

山東省濟南鐵廠中學教師陳玉英：我兒子從小體弱多病，飲食很差，十三歲了，一天才吃四、五兩主食。孩子父親看到北京舉辦「朱砂掌健身養生功」學習班的消息，就讓我陪兒子來學。來京後，因為我身體也不好，血壓不穩，心律不整，時常頭昏，腎虛，兩腿浮腫，整日感到疲勞，兩腿如灌了鉛一樣沉，於是我也跟著學練。經過十天練功，心情很好，兩腿浮腫消失，走路輕鬆，頭也不昏了。兒子精神特別好，飯量大增，有時一頓就吃五兩飯，兩頰也有了紅潤。真是不虛此行。

廣東省茂名石油公司供銷科楊堂：我自從習練此功半年後，多年未能治癒的腎結石好了，經過醫院檢查，結石消失了。

五、治療支氣管炎、哮喘病、肺氣腫、胸膜炎

湖北省宣恩縣退休女教師龍梅：我今年五九歲，患有支氣管哮喘病，已十餘年，雖長年服藥，沒有什麽好轉。平時走不動路，拿不動東西，在街上買了五斤菜，還得央著別人幫忙提回家。練習「朱砂掌健身養生功」半個月之後，居然能到離家四百公尺的糧店買回二十斤麵條，並一口氣背上樓，到家後還能用鋸子鋸柴。

河南省商丘地區肉聯廠工人黃月華：我今年五八歲，以前有嚴重的肺氣腫、氣管炎，走稍長的路或上下樓，都需停下來歇幾回，自從練了「朱砂掌健身養生功」後，病情大有好轉

，以前面色蠟黃，現在面色紅潤，走長路或上下樓均不用歇息，也能幹一些較輕的活兒了。

湖北省宜城縣賓館王愛美：我是一名胸膜炎患者，自一九八六年得病以來，雖然吃了不少藥，打了不少針，卻始終沒有將病根去除，成天不是胸痛就是腰痛，周身無力，就連上學也無精打采。今年春，我抱著試試看的心情學練「朱砂掌健身養生功」，沒到一月，胸痛腰痛大為好轉。現在練了三個月了，久治不癒的胸膜炎竟然無影無蹤了。

北京市大興縣安定中學李書清：我今年三十五歲，一九八六年患氣管炎，打針服藥，不見明顯好轉，稍一用力過大或受風寒便要發作，而且一次比一次嚴重。在這種情況下，我求助於氣功，曾先後學練過幾種功法，但見效較慢。

跟隨楊永老師學練「朱砂掌健身養生功」的第一天，由於水土不服和氣候的原因，氣管炎再次發作，雖服藥亦無效，喘息越來越厲害。此時，楊老師親自為我進行發功治療，二十分鐘後，急促的喘息停止了，氣悶的感覺也消失了！我激動萬分，暗下決心一定要練好楊老師的祖傳功法。

此後，儘管有時咳嗽仍很厲害，我也沒再服藥，也謝絕同伴們的勸告，沒去醫院治療，我已確信此功法能夠治好我的病，把全部希望寄托在這種功法上。我只按功法的要領習練了十天，病情便日漸好轉，不久之後，氣管炎的症狀就基本消失了。不但如此，我的氣色、精神、力量等都較之以前強多了。此功法不愧為武林絕學，我將盡自己最大努力，使之為人們認識和掌握。

浙江省溫嶺縣澤國鎮葉華豐：「朱砂掌健身養生功」是武術內功中的優秀功法，本人嚮往已久，因我是一名武術愛好者，平時好練「八卦掌」，總想能有什麼功法增加掌力。得知此功法面授班開課，便迫不及待地報了名。通過學習，深感到此功法的確有它的獨到之處，此功法尤其講究實效，更無吹噓之處。

其功法式式相連，循序漸進，由淺入深，層層遞進，每遞進一步，便有一步的追求，尤其是以第三部「強筋健髓」為主體，龍虎二部各有五個式子，在習練中特別講一鬆一緊，鬆則自然吸氣，調節全身肌體、經絡、臟腑，使氣血周流。緊則呼氣，能使全身肌肉、神經得到牽拉，內臟得到按摩，並使內氣貫達雙掌指梢。「伸展、扭轉、起伏」，能使腰部、腿部、頸部及頸椎得到活動、牽拉，雙手亦有上下、左右、前後划弧牽拉，故而能使全身平衡與協調，是非常符合人體生理的。

而在「煉意採氣」的式子中，只要放鬆一靜，雙手輕輕舉起，只覺得自身慢慢上長，待手舉到肩高時感到自身高大無比，頂天立地，此時彷彿大地間空無一人，唯我獨在，飄飄欲仙，實在妙不可言。

經過幾天的習練，我明顯感到精神清爽，精力充沛，氣色突變、氣感較強，能通過雙掌使內氣外放，掌力大增。我曾因練功不慎損傷右腳踝骨，一年餘未癒，現在已明顯好轉。我患慢性喉炎已有數年了，平日只要一吃刺激性食物，就會感到咽喉乾燥、疼痛，現在吃些刺激性食物，喉部不再乾燥和疼痛，反而覺得比較潤滑、舒服。實踐證明，這部功法是科學的，具有很大實效性，只要持之以恆，必可大獲收益，增強功力。

六、健腎回春、調整血壓、醫治痔瘡

上海華東化工學院王泉汀：上海師範大學一位離休幹部，過去學過不少功法，現在正跟我學「朱砂掌健身養生功」。他患有尿頻症，甚為苦惱。學練此功不到半年，他懷著欣喜之情告訴我說，尿頻現象已得到控制，完全正常了。同時他還悄悄透露一個秘密：過去一直伴有的陽痿早泄的毛病，現在也隨之好轉了。

國家地礦部李俊：去年在天津住院要開刀治痔瘡，因工作太忙未做成。後又遇上名醫，檢查後說現在還不宜馬上動手術。單位動員我來學「朱砂掌健身養生功」，我開始還猶猶豫豫，沒想到只練了十天，痔瘡就消失了。兒子回家看到我說：「母親好精神」。

湖北省鄖縣政法委員會書記朱天貴，以前低壓長期在六十至六十以下，高壓為九十，甚至在九十以下，醫院多次注射葡萄糖和其他藥物，血壓仍無變化，他從一九八八年六月開始練「朱砂掌健身養生功」，十月十日到醫院複查，低壓升至八十，高壓升至一二〇。

湖北省武昌體育場書記李杰英，有高血壓病，經常頭昏，練功半年，血壓正常了，頭也不昏了。

湖北省宣恩縣珠山鎮幹部滕久德，五六歲，患腎盂腎炎數年，經常腰痛，行走無力，服藥無效。練功一個多月，疼痛消失，腿也有力了，精力充沛。

新疆烏魯木齊市政工程養護管理處張毓馨：我現年六二歲，身體不好，原來患有神經衰弱、痔瘡等症。我從未練過任何功法，不具備學好功法的先決條件，剛開始真有些擔心。楊永老師教功認真，誨人不倦，耐心教練，一再示範，直到每個學員都學會為止。所以我很快能夠掌握要領，學會了全套功法。

由於此功具備了高度的科學性，所以出功特別快，在短短八天內，我和許多第一次接觸功的學員，居然就具備了發放外氣的功能。現在雖然每天只睡五個多小時，但整天都能精神煥發地學功練功，毫無倦意，痔瘡也不知不覺地痊癒了。

七、治療腳癬、皮炎、消除傷疤及凍瘡

浙江省南湖林場虞安清：「朱砂掌健身養生功」確實是一部好功法，氣感強，利於身體健康。自一九九二年參加面授學習後，身體比以前好多了，體重增加三公斤。學功前兩腳均生有腳癬，功沒學完，右腳已癒。左腳也有明顯好轉，又練了一段後也已痊癒，現在我工作起來精神飽滿，有使不完的勁。

山西太原市葛雲中：我從小體弱多病，在二六年的人生經歷中，上過三次手術台。一九八〇年參加工作後，感到身體不能適應，便開始學練氣功，幾年來學過不少種，但身體未見好轉，結果又住院五個多月。這使我感到不能不加選擇地學功，要尋找一種好功法。後來從雜誌上見到楊永老師的「朱砂掌健身養生功」，如獲至寶，便按自己的理解練習起來，由於身體太虛及要領把握不準，開始感到特別累，練一陣就得歇一歇。

二十天後覺得不一樣了，一次能練四十分鐘，量也加大了，面色由黃變紅了，走路也輕快了許多，人也精神了許多。前年六月，右臂受損傷，住院做了右臂肱骨上端刮骨手術，傷口長達十五公分。七月十二日出院，二十日便趕到北京參加「朱砂掌健身養生功」學習班，當時右臂無法舉高，更不能著一點力，此次來僅抱著聽一聽、看一看，記住要領，回去傷口好了再練的想法。

楊永老師知道後，特意為我制定了適度練習的方法，我便按此方嘗試練習。幾天下來，右臂不但沒疼，反而可以舉高了，力量也一天比一天大，如今不僅完全可高舉、直舉、還能按功法的要求，用力上撐下按，手掌發熱、發脹，真正感覺到了氣的存在。今天的我，面部紅潤、光亮、精神很好，手臂活動自如，再沒有一點手術後的病容。這一切，都得益於楊永老師的「朱砂掌健身養生功」。

湖北省監利縣程集鎮張華平：前不久，手腕因用力過猛而扭傷，一直不見好轉，習練

「朱砂掌健身養生功」，幾天功夫就完全好了。此功法對手部的奇效確是其他功法所不能比及的。

湖北省宣恩縣一中教師陳善政，原左手腕外側處長有瘤子，經外科手術去除，但該處留有疤痕，手不能內彎。學練此功法一個月後，刀疤自然消失，手腕外側平展，手掌能內彎了。

水利電力部李旭東：我原來腿上有皮膚炎，十分不適，經過學功自己發氣後竟然不癢了，現在一直沒事。

八、醫治疑難諸症

湖北省鄖縣陳玉蘭，五十六歲，自一九七〇年起全身疼痛，各處醫治均無效。後在十堰市武醫分院、二汽張灣醫院做腦電圖，結論是「血管收縮症」，此後中西醫手段均用過，但都沒治好。一九八八年六月跟其丈夫學練「朱砂掌健身養生功」，半年後病即痊癒，飯量增加，身體健壯，力氣也大了。

河南省商丘電廠工人林素貞：一年多前，手臂肌腱上起了筋胳症，痛得無法幹活。另外，還患有雙腳血管硬化，屬於血管閉塞的疾病，一走路就腳痛，已有五年多時間了。先後在許多醫院診治過，錢花了幾千，但沒什麼效果。學練「朱砂掌健身養生功」後，我停止了服藥，幾個月後，筋胳症消失了，手臂不疼了，雙腳血管病大有好轉，腳也不大疼了，雙腳板也不那麼紅了，走路也輕快多了。

湖北省鄖縣政法委員書記朱天貴，五十二歲，一九八七年在醫院經腦血流圖檢查，確診為波幅偏低，醫生稱之為「腦動脈血管硬化」。練功二個月，再作腦血流圖複查，腦動脈血管已恢復正常。同年兩次手指採血檢查，白細胞僅為三點多一些，練功二個月後複查，上升為四・八（練功同時配合藥物治療）。

黑龍江省齊齊哈爾鐵路分局張永柏：我是一位患有腦血管病、心血管病、伴中期肝硬化的患者，平時常犯心絞痛，右半身麻木不聽使喚，右鼻孔不通氣還經常滴血，雙小腿浮腫，腹脹躺不下，感冒不斷，大便燥結，白血球少到三二〇〇，血小板少到四五〇〇〇，經常疲勞貪睡。為此我思想負擔很重，精神不振，成了個恍恍惚惚、懶懶散散的病人。我也學練過不少種氣功，但不知是掌握得不好還是怎麼的，收穫一直不大。

這次聽說北京辦「朱砂掌健身養生功」面授班，我坐上火車就來了，但心裡對於學此功法也沒抱太大的希望。從第一天起我就學上了勁，一天下來就覺得精力充沛，一改過去懶懶散散的精神狀態。第三天起，大便燥結全好了；經常滴血、四年不通氣的右鼻孔突然通氣了；雙小腿靜脈曲張逐步恢復正常；不貪睡了，真氣也來了，身上也有勁了。

我上慕田峪長城走一一〇〇個石階沒休息，還第一個到達最高峰，下來又是第六位坐到汽車上，不累不渴不餓。幾年來蹲不下身的身子骨也能做青龍騰雲入海的高難度功法動作了，甚至連彎屈了十來年的駝背也直起來了，近乎禿頂的頭上又長出了新髮……我真是高興極了。真感謝這樣一部好功法。

湖北省宣恩縣外貿局李文明：我是個離休幹部，多年從事農村基層工作，平時不太注重鍛鍊，加之年齡一大，帶來了一身的病，非常苦惱。後來由於習練「朱砂掌健身養生功」，經常性感冒已好了；幾年的坐骨神經痛也大為好轉；頸椎骨質增生一直未再發展；多年的便秘也治好了；多年的口腔潰瘍及虛寒下痢（白色）都痊癒了。以上六種疾病對我的身體和思想都造成了許多痛苦，練功後，身體逐漸強壯，病魔一個一個消失了，精神比任何時候都好，飯量也增加了，心情格外愉快。

九、技擊防身，承受排打

中國人民解放軍五二八四〇部隊政治處方岩：我練此功已將近半年了，收效不小，精力比以前充沛，小臂肌肉比以前發達，自感手重了，並且出掌有了速度和力量。

江西省余幹縣糧食局經警隊張處平：自從學練朱砂掌健身養生功後，我的功力有了明顯的增強，突出表現在雙掌沈實有力，全身整勁加強，暗勁也略有所悟，身體能承受拳腿擊打。

十、導氣、發氣、排氣、為人治病

北京市宣武區田劍華：我練太極拳多年，並練習過多種功法，但內氣積累和氣達末梢總不那麼理想。有人認為我是學功學雜了，建議我選擇一種好的功法專心習練。我尋找了很久，最後楊永老師的「朱砂掌健身養生功」深深吸引了我，經過一番研究，認爲此功法既練氣練力也練意，還能發放外氣，樸實無華，易學易練，不受場地、條件、時間、年齡的限制。為此我參加了在北京的學習班。學到第六天，就感到內氣貫達雙掌，並且有很強的氣感，一鬆一緊地練習，兩手像握住兩個熱氣團。

我追求了幾年的氣達末梢，沒想到在幾天內實現了，心情非常激動。第八天開始練習發放外氣時，大家普遍感覺到了自身發放的外氣，我的右肩、右臂一直不適，在大家相互發放外氣的磁場中，竟不知不覺地消失了。朱砂掌健身養生功確是一種式極簡、效極好的「奇功」。

遼寧省錦州市趙步魁：早起練功，心中不覺一喜，多年的關節痛居然沒什麼感覺了，胃痛也減輕了許多，原來戴著很合適的老花鏡，度數也嫌大了。人說朱砂掌健身養生功受益多，見效快，果真名不虛傳。

我常年患有胃病和關節炎，自已又喜歡氣功，學練過許多功法，看過不少有關書刊，一會兒學靜功，一會兒練動功，只可惜效果不佳，信心隨之大減，工作又忙，便放下了。這時，意外見到楊永老師的「朱砂掌健身養生功」，我便按要求練習，從中體會到此功法簡單易學，得氣快，氣感強，我如獲至寶，便參加了面授班。幾天過後，我路過一處松林，陡覺周身痲酥酥的，絲絲氣息直往體內鑽。於是我全身放鬆，抬手間，一股氣流順勞宮進入體內，直達丹田。

我真喜出望外，乘興用手掌在自己身上探尋，手到上腹部時，一股涼氣直撲手掌，怎麽，我也能夠查出病情了，我半信半疑，於是又在同伴小李身上試之，當手掌抵其咽喉時，突有熱氣頂手之感，而小李說他嗓子的確疼痛。

我真是不虛此行，病情好轉，姿勢正確之餘，還學會了體查病情。回家後，我要推廣此功法，讓更多的人健體強身，延年祛病。

河南省商丘市北關清真寺街二七四號張少華：我現在練「強筋健髓」功時，手掌堅實有力，氣感特別強，氣血順流暢達，尤其是夜晚練「煉意採氣」功時，有一股比平時更強大的氣流，從地下順兩腋推起雙手，身體有物而上托的感覺。

新疆石河子市標準計量管理所陳福賡：我目前可以發放外氣，對患有關節炎、高血壓、外傷、牙痛的病人均有一定的醫療作用。

湖北省宣恩縣舉辦的朱砂掌健身養生功學習班總結說：經過學練此功，一般學員都能掌握發放外氣。縣一中教師陳善政通過一個月的練功，給愛人發放外氣治療支氣管炎，取得良好效果。珠山鎮居民曾棟臣的愛人左腳趾骨上發炎，腫大，疼痛難忍。他練功半個月後，就給他愛人發放外氣，一試成功，現已消腫百分之八十。

中國民主促進會七十八歲的趙景明：我參加了十天的學習，此功確實得氣快、收效多、受益多。前天中午睡覺突然左邊牙痛，按老師講的要領自己發氣，很快就不痛了。

原鄭州軍校學員程吉中：我試著給戰友治病，效果明顯。一位叫王軍平，在湖北省軍區工作，由於體質差，加上飲食不當，造成嚴重腹瀉，面色蠟黃，沒有精神和力氣，我一次對他人中脘、神闕發氣五分鐘，第二天便止瀉，下午睡覺起來，他精神倍增，面色紅潤。雲南省軍區的唐必宣，小腿上長膿包，奇癢難忍，晚上睡覺都受影響。我用勞宮對他的患處發氣，歷時五分鐘，他感到患處清涼，非常舒服，當晚就止了癢，二天完全消腫。

江蘇省響水縣學生單飛：我是一個剛剛畢業的高中生，由於學習生活緊張，患上了嚴重的神經衰弱症，煩躁、苦惱、失眠折磨著我，痛苦極了。七月九日一下高考考場，便匆匆趕到北京，拜楊永老師為師學練「朱砂掌健身養生功」。

我以前沒有接觸過氣功，在我想像中，氣功是一門很難掌握的技藝，還由於武俠小說的影響而蒙上了一層神秘朦朧的色彩。經楊永老師悉心指教，我得悟此功法的奧妙，身體逐漸強壯起來，思想也變得開朗多了，有一種難以言表的快感，有使不完的勁。

過去我認為，發放外氣是一種高深莫測的功夫，只有造詣頗深的氣功師才具有這種本事。可沒想到十天，我和許多第一次接觸氣功的學員就具備內氣外發的功能。當楊老師讓我們互相試氣時，我們驚喜地發現，我們人人都有氣，都能發氣，原來氣並不神秘。我們學了此功，叩開了內氣外發的神秘之門，心情格外激動。

十一、學員練功心得簡匯

江西南昌孫勇：我是江西省氣功研究會康復診所醫師，男，現年三十六歲。從小學了點武術，一九八〇年開始學習氣功，先後學習了「真氣運行法」、「六字訣」、「空勁氣功」、「大雁功」、「少林氣功」、「八寶葫蘆功」、「藏密氣功」等功法。去年開始學朱砂掌健身養生功，練後收穫很大，感到此功法上功快，在短期內就能練出較強的氣感。用以布氣，外氣場能量大；用於教功，能治療多種慢性疑難病症。對於經絡敏感、悟性較好者，能在短時間（一〇〇天—半年）內練出較高的功率，能發外氣，為人治病，且氣的質量較高，療效較好。此功法是一個不可多得的好功法。

我在去年十月份，按照楊老師傳授的功法教功治病，治癒了幾十個慢性疑難病，在此介紹幾個病例：

余國良，男，四十三歲，派出所幹警，得了美尼爾氏綜合頭暈症已經五年之久。去年十月開始練功，至今一次沒發過。

王一早，男，四十一歲，郊區糧管所幹部。得胃潰瘍已有二十多年了，大小醫院都經過治療，中草藥吃了不少，都沒有根治。去年十月從我習練此功，到今年四月，病已痊癒，現在還可以吃點辣椒。

馬玉珍，女，六十八歲，患痔瘡三十多年，練功兩個月即痊癒了。

荷花，女，十八歲，有癲癇病史十多年，練功前每天發病一—三次，經過練功和外氣點穴治療，四十多天一直未犯。

萬光明，男，三十一歲，患肩周炎二年多，練功半月，肩周炎症狀消失，至今未犯。

此外，朱砂掌功對於鼻炎、前列腺炎、陽痿、淋巴結炎、腰腿痛等慢性雜症，治療效果都十分明顯。

山東省龍口市委韓雲峰：我今年三十三歲，年輕輕的，由於患腰椎間盤突出症，造成兩腿麻木，站立不穩，行走不便，肛肌鬆弛，大小便有時失禁，一般性的勞動看著也發愁，給工作和生活帶來諸多不便負擔。為此，自己在精神上籠罩了一層陰影。於是到處求醫問藥，先後打針吃藥，外出看病花費一五〇〇多元，針灸按摩也試過，還在本地和青島各做過一次復位、牽拉，效果均不太明顯。

街坊鄰居看我走路很困難，勸我學學氣功。這樣，清晨出外散步，跟人學了一兩種氣功功法，但對我的病都見效甚微，這使我對氣功治病漸漸喪失了信心。

去年五月，我在一本雜誌上看到了介紹楊永老師「朱砂掌健身養生功」，覺得此功簡單易學，就抱著試一試的心理，邊看書邊練了起來。練了二十多天，大便失禁現象逐步好轉，兩腿麻木由上往下逐漸減輕。

堅持練了兩個月，大便失禁現象完全消失，腰腿一些病症進一步減輕。為了根治我的病，我參加了七月份在北京舉辦的面授班，十天的面授學習，一方面感到楊永老師德高藝精，平易近人；另一方面深感到此功是實實在在的治病強身的好功法。它簡單易學，不出偏，治病神速，見速快，功法中抽筋拔骨的鍛鍊，起到了慢性牽引的作用，使我的椎間盤逐漸復位，同時，通過調動內氣，活血化淤，使氣血周流，大大有益於我病體的康復。我真感謝楊永老師把家傳功法公布於世，使我重新樹立了用氣功治病的信心。

北京中醫學院學生楊波、齊雪松：我們參加了朱砂掌健身養生功的面授班，通過楊永大師口傳身授，皆感獲益匪淺。經過短短十天的練習，我們認為此功對強身健骨、開發智力有較大的功效。由於中醫學業和將來職業的關係，我們以前也接觸過許多功法，但不少功法浮誇過多，見效甚微。而楊永大師的功法中式子雖不多，但練習後覺得神清氣爽，耳聰目明，渾身筋骨異常舒適。「強筋健髓功」雖只有十個式子，而且簡單易學，但其作用不小。首先是抻筋拔骨，使人體全身氣血活動加快。手部有身體經絡中起重要作用的井蒙、輸經穴，加大手、腕部的活動量，可開合全身之經脈，使經氣運行周身，達到祛病延年之功效。

其次，瞪目遠望和龍部中的「青龍望海」和「青龍尋珠」，可鍛鍊眼睛的調節能力，而肝開竅於目，眼睛各部均有五臟之代表點，中醫亦有「五輪」學說。所以通過活動眼睛，不僅可以清肝利膽，而且對五臟均有調節作用。

另外，龍部的轉腰動作對腰部、頸部的疾患均有療效。兩腎部的長期運動，可催動命門真火，使人體正氣盛，「正氣存內，邪不可干」。再次，通過一呼一吸，身體各部的一緊一鬆，可以減少脂肪，增加肌肉的力量及反應能力，並且可以通過神經及內部的經絡，達到調節內臟之開合，完善其生理功能的作用。

我們認為氣功與武術本是一家，靜功可產藥，但身體關節筋骨不舒展，動功可健體，但不易出奇效，而兩者結合練習，則可取長補短，相得益彰。朱砂掌功動靜結合，既有動功，又有煉意採氣之靜功，適於不同年齡的人練習。老人可益壽延年，年輕人可強筋壯骨，暗勁大增，少年不僅可強身健體，對身體發育及增長身高均有一定作用。我們認為讓此功法公諸於世及廣泛傳播是非常必要的。

華東工學院副教授王泉汀：通過十天學練，我認為此功法結構合理，動作簡練，體現了該功法的系統性和完整性，易於掌握，要點突出，從練功效果上看收益頗大。在此談談我學練此功的一點體會。

頭微頂時自感督脈一股氣流直線升至頭頂，放鬆時氣流又向前至任脈引入丹田，形成自然的小周天的周流循環，周身舒適無比。

十指用力撐和十趾抓地能使四肢氣血周流，勁貫四梢。手掌、手指與十趾氣血充盈，通過鬆與緊，柔與剛，弛與張，虛與實，陰與陽的不斷變換，氣血得到鼓蕩、疏通，自能骨健，肌豐，四肢病體自然迅速痊癒。本人來前左膝因跌傷，下蹲常感微痛，通過幾天習練，已能正常下蹲起立了。

瞪目遠視，能鍛鍊眼神的調控作用，通過不斷地瞪目遠視，變換焦距的訓練，又使眼球肌群得到鍛鍊，眼球氣血充盈，自能對近視與老年性遠視的視力都改善效能。通過幾天鍛鍊，自感眼睛炯炯有神，以前看書寫字離不開老花鏡，現在可以不戴眼鏡寫字了。

牙齒相叩，古有叩齒鍛鍊，早晚三十六次，能起到固齒健腎的效能。因為按中醫學說，骨爲腎所主，齒又為骨之餘，所以通過一呼一吸，不斷地牙齒相叩，有防治牙病，治療牙周炎之效，本人深有體驗。我五十歲時，患牙周炎，牙根鬆動，牙齦出血、疼痛、浮腫，一年內拔除了四顆病牙，通過習練，現雖已五十七歲，但牙病均已根除，如今牙齒堅固、骨壯、腎健，煥發了青春，這與叩齒和修煉氣功是分不開的。朱砂掌功把氣功和叩齒結合在一起，實在是牙病患者的福音。

河北省衡水市地毯廠乜桂祥：我在學校時，曾參加過田徑隊的訓練，因家中經濟條件不好，飲食跟不上，再加上住校，晚上睡得晚，一年中，元氣大傷，體質嚴重下降，患了肝炎、胃炎、神經衰弱。經治療有所好轉，但仍留下肝炎後遺症，兩肋還是時常痛脹。後來學習了形神樁氣功，睡眠有所改善，同時也出現了後腿發沈的偏差。半年來，我一直受著這病的困擾，得不到解脫。在我一愁莫展、投醫無門的情況下，得到朱砂掌健身養生功面授班的消息，便打點行裝，單身來京了。

通過練習「強筋健髓」功，自感氣感明顯加強，與同學互相拉氣，對方馬上會感到我拉氣時的冷熱程度，沒有練過氣功的人，手上也會感到麻酥酥的。

學習「煉意採氣」功那天，是我最愉快、也是我收穫最大的一天，在楊老師渾厚、抑揚頓挫的語言導引下，我覺得身體越來越大，兩臂自然地隨著身體，不停地往返纏繞，螺旋運轉，整個身體任意地蜷曲、舒展、鬆緊、開合、擰翻、滾動，好像自己在茫茫的雲海中自由自在地飛翔，耳邊只響著楊老師親切的話語。我真正體會到了練氣功的樂趣，感受到了身體鬆柔似綿的美妙境地。前幾天練功出現的肌肉和關節酸痛，早已跑到爪哇國去了。那種感覺真是難以用語言表達。

吉林省四平市李俊金：一九八六年初，一個偶然機會，我發現了朱砂掌健身養生功的材料，引起我的濃厚興趣，便開始照書練習。只練了十幾天，便覺得氣感很強。我不間斷地練了三年多，深感此功法簡單易學，得氣快，氣感強，發氣猛，見效快，有剛有柔，剛柔相濟。經過一段時間習練，雙手十指和兩臂的力量大增、腹部和兩肋的承受排打力大大增加。過去我曾患過慢性肝炎、腦外傷後遺症、腸炎等，都在鍛鍊中不知不覺地消失了。目前，我感到體內的內氣很足，凡對外氣敏感一些的人，到我附近都感到有熱、涼、麻、脹的感覺。現在我雖已五十三歲了，但好像還有三十多歲時的精力，有用不完的勁。這次我又參加了面授班學習，經楊永大師親自傳授和指點，糾正了過去練功中存在的缺點，使我真是受益不淺，對此功法有了進一步的認識，這確實是前人留下來的一部好功法。

河南省新安縣楊敏志：我酷嗜武術，苦無師承，於無奈中按照一些武術雜誌的有關欄目，學練了一些武術套路。因法不得當，造成腰部損傷及坐骨神經痛，時常為病痛不能練功而苦惱。這次參加朱砂掌健身養生功學習班，受益最大的就是治好了腰傷，坐骨神經痛也基本上痊癒了。剛來時腰部酸痛得厲害，每站幾分鐘就得蹲一會兒，練「強筋健髓」功時，因腰痛而轉功幅度達不到要求，因坐骨神經痛而使腿無法做仆步等動作。通過十天學習，腰傷治好了，可以將全套動作完整做下來，時間長達一個小時而不感到腰部酸痛；下仆之腿可接近地面，並能做到隨心所欲，瀟灑自如。

在練「煉意採氣」功時，意念一動，雙掌勞宮電麻感很強，達到了用力時如虎下山，力量倍增；放鬆時飄飄欲仙，遨遊太空，身心怡然。真是舒適無比，樂在其中。

在向楊老師學習的短暫幾天中，我十分欽慕他的涵養與為人。他人實在，功也實在。雖然身懷絕技，但從不顯露，不居功自傲，不誇大自己的功法，不論旁門長短。他教功認真，要求嚴格，善於引導，不厭其煩，有問必答，學員們都得到了很大收穫。

湖北省荆門市胡虎：我是個農民，早先只知道握鋤把修地球，連「氣功」這個名詞聽也沒聽說過，按現在的說法，當然是十足的「氣盲」。後來，氣功的浪潮也湧進了農村，因有太多的神一般傳說，我認為是胡說八道，都是迷信而已。近幾年，報刊雜誌宣傳氣功的文章很多，一些氣功大師的表演，衆人親眼目睹，又不能不使人信其有。但有些也太神了，有的大師說發功「可以改變宇宙飛船的航線」，「可以呼風喚雨，撲滅大興安嶺的大火」等等。我想既然有氣功，而練功又是無止境的，氣功自有其神奇功效，於是我又走到另一端，盲從那些「氣功師」的宣傳，把氣功神秘化了。

這次參加了「朱砂掌健身養生功」面授班，我才真正懂得了氣功。

在練功過程中，我感到有氣在身上運行，特別是勞宮穴最為敏感，採氣時有涼氣入內的感覺，發放外氣時又感有熱氣往外冒，兩手勞宮相對移動，也有拉扯抵阻的感覺，這就是氣，當然這些氣還很薄弱，但這個事實告訴我，氣功並不神秘，我也學會了氣功，這回我真正摘掉了「氣盲」的帽子了。

楊紀東：我從一九八八年開始學練「朱砂掌健身養生功」，一九八九年開始學練「朱砂掌健身養生功」，一九八九年參加了此功法的面授班。經過實踐，效果確實很好，以至附近不少人也跟我學練此功，老年、中年和少年都有。

在防病治病方面，我十六年前曾患過「腱鞘囊腫」，前幾年又患肩周炎，經過練功，上述兩種症狀全部消失。我的孫女，在小學時把手凍傷了，每到入冬和早春，凍傷的手都要犯一次，長凍瘡，十分痛苦。前年入冬前我教她練朱砂掌健身養生功，一直沒有再犯，並且體質也強多了。

在健身強體方面，我練功以來，身心健康有了顯著提高。我現年七十二歲，每天早晨去練功地點（北大河）約五華里，練功時間每天保持在七十～九十分鐘，如此往返習練未覺疲勞，在回歸的路上卻是渾身輕鬆，精神爽快。去年我去松花江畔某城市，想瀏覽一下市容，也想有意檢查一下自己的體力。一天，上午八點起從我的住處開始徒步行走，到下午三點回來（中間只休息三十分鐘），也沒感到疲勞不堪。隨我練功的退休郵電工人張師傅說：「練功是好，我感到身上有勁，精神也好。」

修理機電工廠李師傅跟我練功不到一年，一天他說：「過去總覺得身上沒勁兒，現在勁可足了。有一次兩人抬了五百多斤的重物，我居然不感到吃力，要是過去早趴下了，這使我的伙伴們驚奇得不得了。」還有一位姓楊的青年，隨我練了一段功後，去年春季入伍當兵，在軍訓期間給我來信說：「在軍訓時一天總是那麼緊張，有些人累得不像樣，可我卻感到很輕鬆，這可能與我練功有關係。」

我的體會是，此功法動作不繁，樸實無華，動作簡練易學，見效快速顯著。由於有抻筋拔骨作用和舒通經絡的效能，以及牽引內臟等活動，對防病治病，強身健體確有顯著療效，尤其是對老年人抗衰老和青少年長身體，效果更為突出。

且此功具有重功德，要求人格高尚，在功夫上又能達到高尚的境界，集硬氣功和軟氣功於一功的特點，真是一套好功法。推廣這套功法，對增強人民體質，提高民族素質，將會起到良好的作用。

附錄

《朱砂掌功》與鄒氏《紅砂手》辨偽

中國的武術和氣功枝繁葉茂，源遠流長。本書所介紹的「朱砂掌健身養生功」，也是其中的一枝。

我的「朱砂掌健身養生功」，溯其源頭，起自家祖世代傳襲下來的「朱砂掌功」。此功係武當內家功法。由於歷史原因，一直以口傳身授方式沿革，僅為家傳，範圍很小。

在科學技術日益發達和人們對健康問題高度重視的今天，我感到這一有益於人類的優秀功法，如果任其沿老路往前走，不能廣泛發揮其社會效果是很可惜的，應當使之見於天下，產生其積極作用。於是從一九八一年起，我便將祖傳的「朱砂掌功」進行認真整理，以文字形式見諸報刊，告自於天下，後又經過調整、吸納、充實、擴展，衍化為今日之「朱砂掌健身養生功」。

將「朱砂掌功」奉獻於社會，原是我一番美好願望，沒想到此功發表後，出現了一些當初未曾料到的問題，令人心裡極為不快，不得不在此將有關問題予以澄清。

一九八二年，我寫了《武術掌功與氣》一文，先後刊載在《氣功與科學》、《武林》雜誌上，其後，《武術健身》雜誌又較系統地發表了我的「朱砂掌功」以後，我收到許多熱心讀者的來信，其中詢問較多的是本功法與其他一些功法的異同問題，比如「『朱砂掌』與『紅砂手』是一回事嗎？」、「此功法的一些式子與鄒錦堂的『紅砂手』基本功法相同，請問二者區別在何處？」、「少林七十二藝中也有朱砂掌功，這與楊老師的功法的淵源有何不同？」等等。關於這類問題，我曾在不少氣功會上和辦班講課中都已談過，也寫過文章專門述及此事的由來、實質和真相，遺憾的是此篇文章未能及時發表，所以帶來了許多問題。

「朱砂掌功」初練的五個式子，是我在一九八一年應湖北氣功學會內部刊物《氣功理論與實踐》之約，匆匆寫成的。當時是從武術與氣功的關係考慮出發，所以命題為「武術掌功與氣」，副題為「簡介鐵砂掌和朱砂掌」。

文章發表後，《武林》雜誌在一九八二年第四期上轉載，《氣功與科學》雜誌也在當年第四期上轉載了此文。本來一切正常，沒料到《武林》雜誌於當年第六期上又刊載了高建農的「朱砂掌功練法」，其內容、式子、語匯、用詞等，均與我所發表者一樣，甚至我沒寫清楚之處也是一樣，使明眼人一看即知是怎麼回事。於是，我立即致信《武林》編輯部質詢，之後，編輯部將讀者寫給高建農的諮詢信件都轉到我這裡，請我處理。為此，我認為問題已經澄清，也就沒有再提此事。

然而沒有料到，事隔不久，一九八三年，《氣功》雜誌在第一期上又刊出了鄒錦堂的「

紅砂手」。該公與高建農不同之處是搬出個老師夏玉民來，文中寫道：「為了不使這一絕技失傳，徵得夏老師同意，介紹於下，以饗讀者。」

我認為，中華武術、氣功博大精深，寶藏深埋，不斷出現一些新功法也不是奇事。然而一觀「紅砂手」之「功法」，不由我大吃一驚，其基本功法竟與我所發表的「虎部」的五個式子何其相似，如出一轍。在認定該功法的出台應屬什麼性質之前，不妨先作一點比較。

在「紅砂手」的功法中，把我原來寫的練功中前後動作需遵循的相同要領，改成了「一、預備式」，把我一年前發表的五個式子，改為二、三、四、五、六，內容則毫無二致。至於其功法的功能和效用，一是把我原寫的詞句稍加改變，一是把原寫在後邊的搬到前邊去。整個內容，明眼人可鑑，今特抄錄幾段如下：

「朱砂掌功」中寫道：「所謂朱砂掌者主要是用內氣貫達雙手掌，使對方造成內傷，剛打上時不太明顯，數日後就呈現出朱紅色的手掌印。練此功者能強筋健骨，氣血周流，提高內臟功能，使之精力充沛，可防治疾病，益壽延年。」

鄒錦堂的「紅砂手」中如此描寫：「紅砂手功法能使雙手力大無窮，有強筋健骨、流暢氣血、提高內臟功能、祛病延年的功效。相傳紅砂手武術家貫內氣於手掌後，擊掌時會放出強大氣流，使對方造成內傷，剛打上時，對方沒有什麼感覺，幾天後，傷處就出現朱紅色的手掌印，故有此名。」

這裡所不同的是鄒錦堂加上了「擊掌時會放出強大氣流」，而這恰恰說明其不懂功法的道理，一個練功者掌上不可能發出強大氣流，並能使人內傷。我在《武林》一九八二年第十期上「答讀者問」中講到，造成對方內傷的是「暗勁踏傷」。

至於「紅砂手」中的五個式子，與我發表的「朱砂掌」中的五個式子相同，甚至在某些用詞、語匯上也是一樣的。在此也作一比較：

「朱砂掌」第一式原文是：「雙手下垂，兩掌朝下，十指朝前，吸氣要慢，進入丹田，呼氣時十趾抓地，收肛實腹，牙齒相叩，意領氣走，氣自丹田貫達於掌向下按，如此四十九次。」

鄒錦堂「紅砂手」這一式是：「兩臂下垂，掌心向下，手指朝前方。吸氣時要慢，進入丹田（臍下一寸三分處），同時，兩臂上收，呼氣時，腳趾抓地，提肛，小腹外挺，意想氣從丹田貫徹雙手掌，兩手掌慢慢下按復原。如此做四十九次。」

由於該功未必懂得武術功法，所以把「提肛實腹」改為「提肛，小腹外挺」，在武術功法中從未有過挺肚子的招式，實腹與挺肚子是完全不同的。

再看看第三式，「朱砂掌功」原文是：「兩臂向上直舉，手掌托天，吸氣入丹田，呼氣時要求同前，氣自丹田貫達手掌，手掌上推，如此做四十九次。」

「紅砂手」是這樣寫的「兩臂向上直舉，手掌托天，呼吸要求同前。吸氣時，兩臂收縮，意想貫氣到手掌後，手掌慢慢上推回原處，如此做四十九次。」

這裡也因其不清楚功法內容，故出現「吸氣時，兩臂收縮，意想貫氣到手掌……」之語。實際上，吸氣時怎能意想貫氣到手掌呢？只有呼氣時才能氣貫手掌。

特別是第五式，因動作較為複雜，內容變化多些，所以在文字上更不敢作改動了。

「朱砂掌功」是這樣寫的：「兩臂下垂，掌心向下，十指朝前，吸氣時身體以腰為軸先向左轉，腳的部位不動，上身轉至完全正面左向，左轉時雙手向裡交叉貼身向上畫圓弧，當上身正面向左時，恰好雙手向上畫弧交叉在頭頂，然後左右手分開，掌心向外，此時由吸氣變呼氣，氣自丹田貫達手掌向外按，慢慢下落，同時身體逐漸轉回原來姿勢，然後再向右轉，動作同左向，如此做四十九次。」

再看「紅砂手」的寫法：「兩臂下垂，掌心向下，手指朝前，吸氣時，以腰為軸，先向左轉，腳不動；左轉時，雙手向裡交叉貼身向上畫圓弧；當上身完全朝左時，雙手向上畫弧，交叉在頭頂，然後左右分開，掌心向外，同時吸氣變呼氣，呼氣時，腳趾抓地，提肛、小腹外挺，意想氣自丹田貫達雙掌後，手掌向外按，慢慢下落，身體逐漸轉回原來姿勢，然後再向右轉，動作呼吸同左轉，如此做四十九次。」

在這裡，為了消除一字不差照抄的問題，又把「腳趾抓地，提肛、小腹外挺」搬了過來，而在二、三、四式中均未提及，這不是很可笑嗎？因此，《氣功療法集錦》第四集在收錄我的「朱砂掌功」時，也附錄了「紅砂手」，在編者按語中是這樣說的，「因紅砂手有圖解，故附錄在這裡了。」

「紅砂手」的圖解又如何呢？請看第二式。其文是「兩臂朝前平行伸直，掌與肩平齊，手指向上，呼吸要求同前，吸氣時，兩臂收縮，意想貫氣到手掌後，手掌慢慢向前推回原處，如此做四十九次。」而其圖解中卻是手心朝上、十指朝前的動作，與其文「手指向上」完全不符。後來，《氣功》一九八六年第一期，以發表「紅砂手」三周年重複出此功時，又把此式原來寫的「手指向上」改為「手心向上」，這樣與圖解是一致了，但卻又與一、三、四、五式有相怎規律的動作，成了格格不入的兩碼事。再加上什麽「小腹外挺」、什麽「吸氣時意想貫氣到手掌」等等一系列錯誤，這又怎樣叫人練習呢？

此文寫到這裡，明眼人已完全可以明白是怎麽回事了。我認為，抄襲他人的成果固然品德不算高尚，但為掩人耳目而進行違背功法要求的篡改則會誤人子弟。

知道行事有悖常理而及時收拾也就罷了，實際上情況發展更為嚴重，該公居然在一九八九年刊出了《紅砂手氣功函授輔導班》的招生廣告，上書「教材由鄒老師編寫，並解答疑難問題，本班每期兩個月……長期招生。」這樣做，又會誤多少人家子弟？

這也是我為什麽要寫這篇文章的原因。

其實，「紅砂手」功法是早已有之的，它和「朱砂掌功」是截然不同的兩種功法。我所學的屬於內家功法，原是鍛鍊整勁、內勁、暗勁的。《少林七十二藝》中也有朱砂掌功法，其介紹是「朱砂掌為軟功內壯陰手足，又名梅花掌、紅砂掌。然又有稱黑砂手者則誤矣。」其練法也與我學練的朱砂掌不同，它是「先用一沙盤，滿盛細砂，手入砂中，用力摩擦之……如再繼續練，易細沙為砂子，易砂子為鐵砂，而至鐵球而後矣。」

其實少林的朱砂掌就是紅砂手，這在前上海中西書局發行的《一指禪紅砂手真傳合刊》中已作了詳細介紹。在介紹到紅砂手時說：「是少林寺之秘傳，其法實脫胎於一指禪功夫者。」其習練用品有：「一、架……二、珠袋……三、沙包……四、豆槽……五、水盤……六、藥砂……」；練習紅砂手之預備有：「一、摩掌……二、推石……三、倒立……四、摩袋……」。顯然，紅砂手是少林功法，在少林功法中也稱「朱砂掌」。我發表的「朱砂掌」是內家功法，而鄒先生的「紅砂手」之名卻不知道出自何處？

為了說清這個問題，我曾於一九八八年寫了一篇《朱砂掌功與紅砂手是截然不同的兩種功法》的文章，交給《武魂》雜誌，並把《一指禪紅砂手真傳合刊》複印本也寄交他們，沒想到該雜誌沒有發表我的文章，卻把《一指禪紅砂手真傳合刊》予以發表並署名「楊永供稿」，在第五、六期續登時竟又將「供稿」二字去掉，成了我寫的稿子了。這樣，在社會上反而造成誤解。

後　記

本功法自一九八一年開始以文字形式面世以來，歷經十四載。在這十幾年裡，不斷得到高人隱士的指點、幫助，又先後在全國範圍內舉辦函授和面授，反覆實踐，本功法逐步延伸發表。我負責湖北的武術、氣功工作多年，湖北省係武當武術的發源地，並有「氣功之鄉」的美譽，因此得以學習、研討、領悟武當內家功法的真諦，豐富了「朱砂掌健身養生功」的內涵，今終於整理成書，奉呈於世人，內心甚慰。

在這十幾年裡，以及本書編著，出版過程中，承蒙諸多好友的鼎力扶持，門惠豐、李永昌、陶秉福、余功保、程相賢、蒲淳，特在此表示感謝。

這本書是我所練習功法的一部分，它的健身養生價值極高，作用很大。將其奉獻於社會，是我多年的心感，如果通過它能夠達到使諸多被種種疾病折磨的朋友解除病痛和苦惱，使弱者變強，強者更強的作用的話，我就十分滿足了。

由於時間倉促和其他種種原因，在書中有些內容還講得不是很深、很細、很透，有透今後進一步細述。對事物的認識是無窮盡的。本書若有不當之處，望同道者予以指正。

楊　永

編著說明

《朱砂掌健身養生功》一書係作者楊永先生所奉獻給社會的一部家傳健身功法。此功法原名《硃砂掌健身養生功》，已有約二百年歷史，代代相承至今。

在正式出版這本書時，本該使用該功法的原稱，但根據國家文字改革的要求，印刷用字必須規範化、標準化，而該功法名稱中的「硃」字已成為異體字而不再使用，統一規範為「朱」字。

為使廣大讀者，尤其是該功法的愛好者不致產生歧解和誤會，特在此加以說明。

⑨性格測驗9　戀愛知多少　淺野八郎著　160元
⑩性格測驗10　由裝扮瞭解人心　淺野八郎著　160元
⑪性格測驗11　敲開內心玄機　淺野八郎著　140元
⑫性格測驗12　透視你的未來　淺野八郎著　140元
⑬血型與你的一生　淺野八郎著　160元
⑭趣味推理遊戲　淺野八郎著　160元
⑮行爲語言解析　淺野八郎著　160元

・婦 幼 天 地・電腦編號16

①八萬人減肥成果　黃靜香譯　180元
②三分鐘減肥體操　楊鴻儒譯　150元
③窈窕淑女美髮秘訣　柯素娥譯　130元
④使妳更迷人　成　玉譯　130元
⑤女性的更年期　官舒妍編譯　160元
⑥胎內育兒法　李玉瓊編譯　150元
⑦早產兒袋鼠式護理　唐岱蘭譯　200元
⑧初次懷孕與生產　婦幼天地編譯組　180元
⑨初次育兒12個月　婦幼天地編譯組　180元
⑩斷乳食與幼兒食　婦幼天地編譯組　180元
⑪培養幼兒能力與性向　婦幼天地編譯組　180元
⑫培養幼兒創造力的玩具與遊戲　婦幼天地編譯組　180元
⑬幼兒的症狀與疾病　婦幼天地編譯組　180元
⑭腿部苗條健美法　婦幼天地編譯組　180元
⑮女性腰痛別忽視　婦幼天地編譯組　150元
⑯舒展身心體操術　李玉瓊編譯　130元
⑰三分鐘臉部體操　趙薇妮著　160元
⑱生動的笑容表情術　趙薇妮著　160元
⑲心曠神怡減肥法　川津祐介著　130元
⑳內衣使妳更美麗　陳玄茹譯　130元
㉑瑜伽美姿美容　黃靜香編著　150元
㉒高雅女性裝扮學　陳珮玲譯　180元
㉓蠶糞肌膚美顏法　坂梨秀子著　160元
㉔認識妳的身體　李玉瓊譯　160元
㉕產後恢復苗條體態　居理安・芙萊喬著　200元
㉖正確護髮美容法　山崎伊久江著　180元
㉗安琪拉美姿養生學　安琪拉蘭斯博瑞著　180元
㉘女體性醫學剖析　增田豐著　220元
㉙懷孕與生產剖析　岡部綾子著　180元
㉚斷奶後的健康育兒　東城百合子著　220元
㉛引出孩子幹勁的責罵藝術　多湖輝著　170元

㉜培養孩子獨立的藝術	多湖輝著	170元
㉝子宮肌瘤與卵巢囊腫	陳秀琳編著	180元
㉞下半身減肥法	納他夏・史達賓著	180元
㉟女性自然美容法	吳雅菁編著	180元
㊱再也不發胖	池園悅太郎著	170元
㊲生男生女控制術	中垣勝裕著	220元
㊳使妳的肌膚更亮麗	楊　皓編著	170元
㊴臉部輪廓變美	芝崎義夫著	180元
㊵斑點、皺紋自己治療	高須克彌著	180元
㊶面皰自己治療	伊藤雄康著	180元
㊷隨心所欲瘦身冥想法	原久子著	180元
㊸胎兒革命	鈴木丈織著	180元
㊹NS磁氣平衡法塑造窈窕奇蹟	古屋和江著	180元

・青 春 天 地・電腦編號 17

①A血型與星座	柯素娥編譯	160元
②B血型與星座	柯素娥編譯	160元
③O血型與星座	柯素娥編譯	160元
④AB血型與星座	柯素娥編譯	120元
⑤青春期性教室	呂貴嵐編譯	130元
⑥事半功倍讀書法	王毅希編譯	150元
⑦難解數學破題	宋釗宜編譯	130元
⑧速算解題技巧	宋釗宜編譯	130元
⑨小論文寫作秘訣	林顯茂編譯	120元
⑪中學生野外遊戲	熊谷康編著	120元
⑫恐怖極短篇	柯素娥編譯	130元
⑬恐怖夜話	小毛驢編譯	130元
⑭恐怖幽默短篇	小毛驢編譯	120元
⑮黑色幽默短篇	小毛驢編譯	120元
⑯靈異怪談	小毛驢編譯	130元
⑰錯覺遊戲	小毛驢編譯	130元
⑱整人遊戲	小毛驢編著	150元
⑲有趣的超常識	柯素娥編譯	130元
⑳哦！原來如此	林慶旺編譯	130元
㉑趣味競賽100種	劉名揚編譯	120元
㉒數學謎題入門	宋釗宜編譯	150元
㉓數學謎題解析	宋釗宜編譯	150元
㉔透視男女心理	林慶旺編譯	120元
㉕少女情懷的自白	李桂蘭編譯	120元
㉖由兄弟姊妹看命運	李玉瓊編譯	130元

㉗趣味的科學魔術	林慶旺編譯	150元
㉘趣味的心理實驗室	李燕玲編譯	150元
㉙愛與性心理測驗	小毛驢編譯	130元
㉚刑案推理解謎	小毛驢編譯	130元
㉛偵探常識推理	小毛驢編譯	130元
㉜偵探常識解謎	小毛驢編譯	130元
㉝偵探推理遊戲	小毛驢編譯	130元
㉞趣味的超魔術	廖玉山編著	150元
㉟趣味的珍奇發明	柯素娥編著	150元
㊱登山用具與技巧	陳瑞菊編著	150元

・健 康 天 地・電腦編號 18

①壓力的預防與治療	柯素娥編譯	130元
②超科學氣的魔力	柯素娥編譯	130元
③尿療法治病的神奇	中尾良一著	130元
④鐵證如山的尿療法奇蹟	廖玉山譯	120元
⑤一日斷食健康法	葉慈容編譯	150元
⑥胃部強健法	陳炳崑譯	120元
⑦癌症早期檢查法	廖松濤譯	160元
⑧老人痴呆症防止法	柯素娥編譯	130元
⑨松葉汁健康飲料	陳麗芬編譯	130元
⑩揉肚臍健康法	永井秋夫著	150元
⑪過勞死、猝死的預防	卓秀貞編譯	130元
⑫高血壓治療與飲食	藤山順豐著	150元
⑬老人看護指南	柯素娥編譯	150元
⑭美容外科淺談	楊啟宏著	150元
⑮美容外科新境界	楊啟宏著	150元
⑯鹽是天然的醫生	西英司郎著	140元
⑰年輕十歲不是夢	梁瑞麟譯	200元
⑱茶料理治百病	桑野和民著	180元
⑲綠茶治病寶典	桑野和民著	150元
⑳杜仲茶養顏減肥法	西田博著	150元
㉑蜂膠驚人療效	瀨長良三郎著	180元
㉒蜂膠治百病	瀨長良三郎著	180元
㉓醫藥與生活	鄭炳全著	180元
㉔鈣長生寶典	落合敏著	180元
㉕大蒜長生寶典	木下繁太郎著	160元
㉖居家自我健康檢查	石川恭三著	160元
㉗永恒的健康人生	李秀鈴譯	200元
㉘大豆卵磷脂長生寶典	劉雪卿譯	150元

㉙芳香療法	梁艾琳譯	160元
㉚醋長生寶典	柯素娥譯	180元
㉛從星座透視健康	席拉・吉蒂斯著	180元
㉜愉悅自在保健學	野本二士夫著	160元
㉝裸睡健康法	丸山淳士等著	160元
㉞糖尿病預防與治療	藤田順豐著	180元
㉟維他命長生寶典	菅原明子著	180元
㊱維他命C新效果	鐘文訓編	150元
㊲手、腳病理按摩	堤芳朗著	160元
㊳AIDS瞭解與預防	彼得塔歇爾著	180元
㊴甲殼質殼聚糖健康法	沈永嘉譯	160元
㊵神經痛預防與治療	木下眞男著	160元
㊶室內身體鍛鍊法	陳炳崑編著	160元
㊷吃出健康藥膳	劉大器編著	180元
㊸自我指壓術	蘇燕謀編著	160元
㊹紅蘿蔔汁斷食療法	李玉瓊編著	150元
㊺洗心術健康秘法	竺翠萍編譯	170元
㊻枇杷葉健康療法	柯素娥編譯	180元
㊼抗衰血癒	楊啟宏著	180元
㊽與癌搏鬥記	逸見政孝著	180元
㊾冬蟲夏草長生寶典	高橋義博著	170元
㊿痔瘡・大腸疾病先端療法	宮島伸宜著	180元
51膠布治癒頑固慢性病	加瀨建造著	180元
52芝麻神奇健康法	小林貞作著	170元
53香煙能防止癡呆？	高田明和著	180元
54穀菜食治癌療法	佐藤成志著	180元
55貼藥健康法	松原英多著	180元
56克服癌症調和道呼吸法	帶津良一著	180元
57Ｂ型肝炎預防與治療	野村喜重郎著	180元
58青春永駐養生導引術	早島正雄著	180元
59改變呼吸法創造健康	原久子著	180元
60荷爾蒙平衡養生秘訣	出村博著	180元
61水美肌健康法	井戶勝富著	170元
62認識食物掌握健康	廖梅珠編著	170元
63痛風劇痛消除法	鈴木吉彥著	180元
64酸莖菌驚人療效	上田明彥著	180元
65大豆卵磷脂治現代病	神津健一著	200元
66時辰療法——危險時刻凌晨４時	呂建強等著	180元
67自然治癒力提升法	帶津良一著	180元
68巧妙的氣保健法	藤平墨子著	180元
69治癒Ｃ型肝炎	熊田博光著	180元

⑳肝臟病預防與治療	劉名揚編著	180元
㉑腰痛平衡療法	荒井政信著	180元
㉒根治多汗症、狐臭	稻葉益巳著	220元
㉓40歲以後的骨質疏鬆症	沈永嘉譯	180元
㉔認識中藥	松下一成著	180元
㉕認識氣的科學	佐佐木茂美著	180元
㉖我戰勝了癌症	安田伸著	180元
㉗斑點是身心的危險信號	中野進著	180元
㉘艾波拉病毒大震撼	玉川重德著	180元
㉙重新還我黑髮	桑名隆一郎著	180元
㉚身體節律與健康	林博史著	180元
㉛生薑治萬病	石原結實著	180元

•實用女性學講座•電腦編號 19

①解讀女性內心世界	島田一男著	150元
②塑造成熟的女性	島田一男著	150元
③女性整體裝扮學	黃靜香編著	180元
④女性應對禮儀	黃靜香編著	180元
⑤女性婚前必修	小野十傳著	200元
⑥徹底瞭解女人	田口二州著	180元
⑦拆穿女性謊言88招	島田一男著	200元
⑧解讀女人心	島田一男著	200元

•校 園 系 列•電腦編號 20

①讀書集中術	多湖輝著	150元
②應考的訣竅	多湖輝著	150元
③輕鬆讀書贏得聯考	多湖輝著	150元
④讀書記憶秘訣	多湖輝著	150元
⑤視力恢復！超速讀術	江錦雲譯	180元
⑥讀書36計	黃柏松編著	180元
⑦驚人的速讀術	鐘文訓編著	170元
⑧學生課業輔導良方	多湖輝著	180元
⑨超速讀超記憶法	廖松濤編著	180元
⑩速算解題技巧	宋釗宜編著	200元
⑪看圖學英文	陳炳崑編著	200元

•實用心理學講座•電腦編號 21

①拆穿欺騙伎倆	多湖輝著	140元

②創造好構想	多湖輝著	140元
③面對面心理術	多湖輝著	160元
④偽裝心理術	多湖輝著	140元
⑤透視人性弱點	多湖輝著	140元
⑥自我表現術	多湖輝著	180元
⑦不可思議的人性心理	多湖輝著	150元
⑧催眠術入門	多湖輝著	150元
⑨責罵部屬的藝術	多湖輝著	150元
⑩精神力	多湖輝著	150元
⑪厚黑說服術	多湖輝著	150元
⑫集中力	多湖輝著	150元
⑬構想力	多湖輝著	150元
⑭深層心理術	多湖輝著	160元
⑮深層語言術	多湖輝著	160元
⑯深層說服術	多湖輝著	180元
⑰掌握潛在心理	多湖輝著	160元
⑱洞悉心理陷阱	多湖輝著	180元
⑲解讀金錢心理	多湖輝著	180元
⑳拆穿語言圈套	多湖輝著	180元
㉑語言的內心玄機	多湖輝著	180元

・超現實心理講座・電腦編號 22

①超意識覺醒法	詹蔚芬編譯	130元
②護摩秘法與人生	劉名揚編譯	130元
③秘法！超級仙術入門	陸　明譯	150元
④給地球人的訊息	柯素娥編著	150元
⑤密教的神通力	劉名揚編著	130元
⑥神秘奇妙的世界	平川陽一著	180元
⑦地球文明的超革命	吳秋嬌譯	200元
⑧力量石的秘密	吳秋嬌譯	180元
⑨超能力的靈異世界	馬小莉譯	200元
⑩逃離地球毀滅的命運	吳秋嬌譯	200元
⑪宇宙與地球終結之謎	南山宏著	200元
⑫驚世奇功揭秘	傅起鳳著	200元
⑬啟發身心潛力心象訓練法	栗田昌裕著	180元
⑭仙道術遁甲法	高藤聰一郎著	220元
⑮神通力的秘密	中岡俊哉著	180元
⑯仙人成仙術	高藤聰一郎著	200元
⑰仙道符咒氣功法	高藤聰一郎著	220元
⑱仙道風水術尋龍法	高藤聰一郎著	200元

國家圖書館出版品預行編目資料

朱砂掌健身養生功／楊永著，
一初版，一臺北市，大展，民86
面；　公分一（養生保健；23）
ISBN 957-557-749-3（平裝）

1.拳術

528.97　　86009711

行政院新聞局局版臺陸字第100884號核准
北京人民體育出版社授權中文繁體字版

ISBN 957-557-749-3

朱砂掌健身養生功

著　者／楊　永
發行人／蔡森明
出版者／大展出版社有限公司
社　址／台北市北投區（石牌）致遠一路二段12巷1號
電　話／(02) 8236031・8236033
傳　眞／(02) 8272069
郵政劃撥／0166955－1
登記證／局版臺業字第2171號
承印者／國順圖書印刷公司
裝　訂／嶸興裝訂有限公司
排版者／千兵企業有限公司
電　話／(02) 8812643
初版1刷／1997年（民86年）10月

定　價／250元

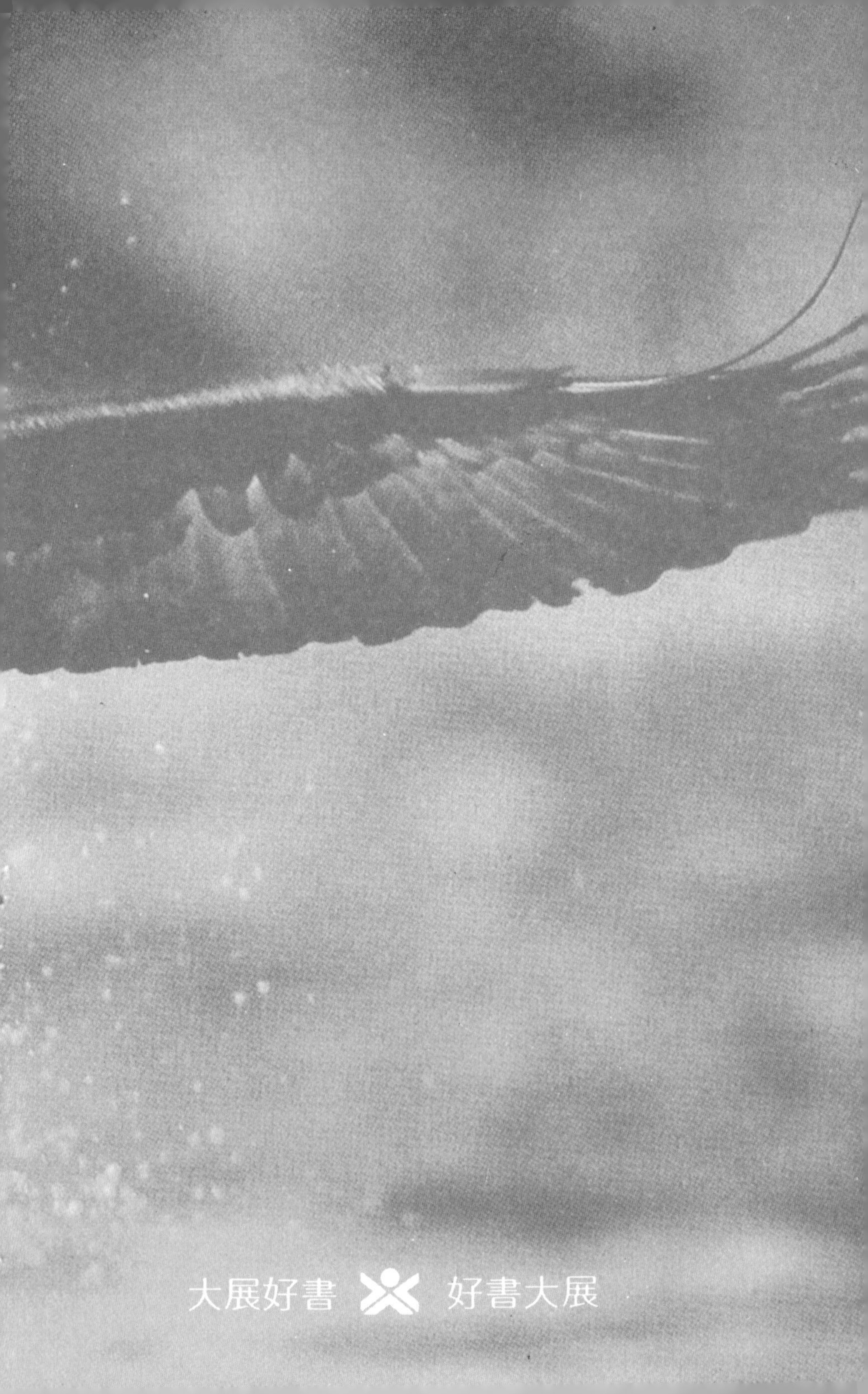
大展好書 好書大展

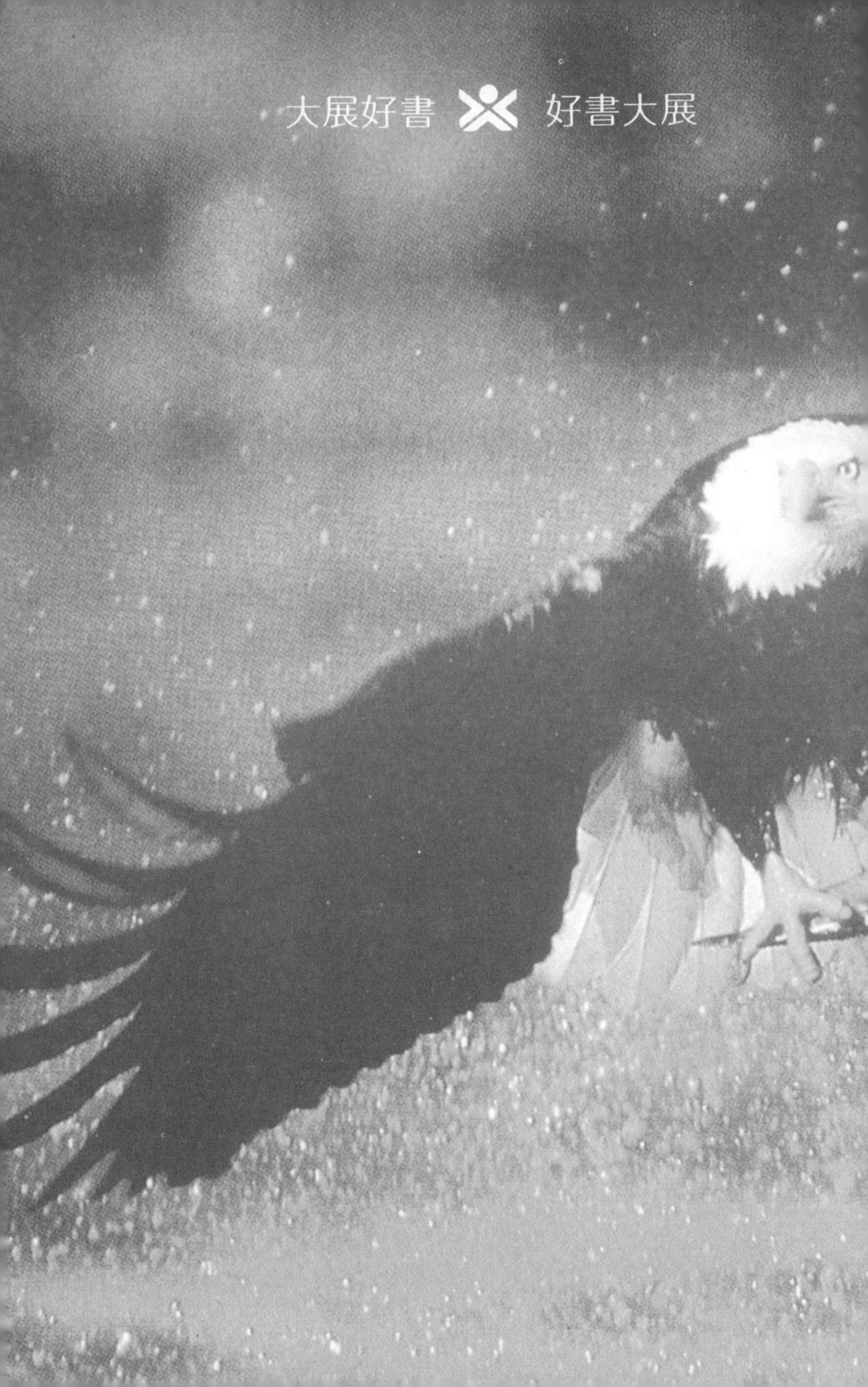
大展好書　好書大展